新版

超図解 薬はなぜ効くか

医師・看護師・薬剤師へ

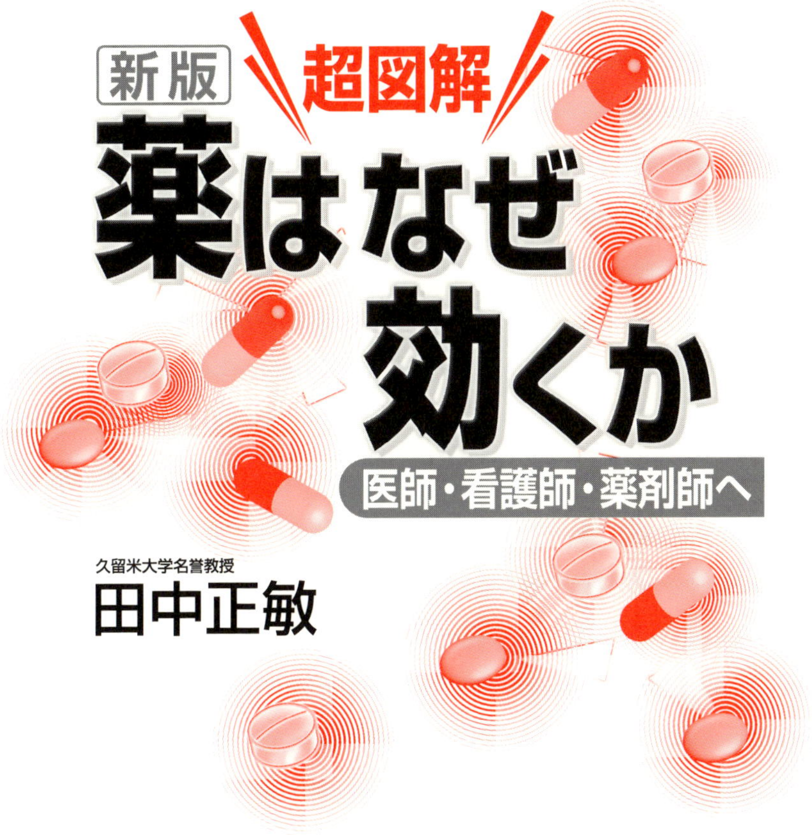

久留米大学名誉教授

田中正敏

講談社

『新版　超図解　薬はなぜ効くか』の発行にあたって

『超図解　薬はなぜ効くか』の初版が発行されたのは、1998年（平成10年）２月でした。今回11年ぶりに、図や本文を見直し書き改めるとともに、新しい薬を付け加え、古い薬の削除を行いました。この11年間で、アンジオテンシンII受容体拮抗薬や新たな向精神薬の開発、癌の分子標的療法の導入など大きな変化がありました。本書ではこれらの変化に対応できるように内容を大幅に改訂したつもりです。

著者が医学生や薬学生や看護学生などに薬理学（やくりがく）の講義をしはじめたのが、1970年頃のことでしたので、それからすでに約40年近くがたちました。本書の最初の版で私は次のように述べました。「やたらと薬の名前が出てくること、しかもそのほとんどがカタカナなのですっかり混乱してしまい、薬理学が大きらいになったといった意見を多くの学生たちからききました。そこでもっと薬の事を、たのしく学べないだろうかと考えました」

残念ながら、状況はあの頃とあまり変わっていません。あいかわらず日常の臨床の場では、たくさんの薬が使われています。そして、意外なことにあいかわらず患者さんはこちらが期待したほどにきちんと薬を飲んでくれていません。その理由はいろいろあると思いますが、薬についての説明不足もあると思います。たしかに、今は自分が通院している病院から服用する薬についての説明書（薬剤情報）を渡されます。その点では随分便利になったと思いますが、それで患者さんが本当によくわかるようになったかについては少し疑問が残ります。なぜこの薬が使われるのか、服用にはどのような注意をまもればよいのかといったことを、患者さんがよく理解されるように説明する必要があり、それが大切なインフォームド・コンセントであると考えます。

単に「これは心臓の薬です」というより、なぜ効くかをわかりやすく説明してあげるほうが、患者さんはずっと安心して薬が飲めるようになります。

そのためには、多くの薬について基本的な作用メカニズムが理解できていることが大切です。

その目的を達するために本書は初版に書きました「ことばで説明するだけでなく、たくさんのイラストを使って薬のことを理解してもらうように精一杯努めました」ということを目標にしました。この意図は幸いに成功して、薬理学を好きになってくれる学生さんもでてきましたし、本書を11年にわたり利用していただくことにもなりました。本書のほとんどのイラストは著者の工夫によるオリジナルなもので、イラストによっては非常に苦労したものもあります。そのような意味で本書は、「超図解」とつけたようにイラストが非常に多い本です。薬の作用の理解が、「あの図のあそこの部分」という形になることは、言葉だけの理解や記憶よりもっとすぐれた理解や記憶になると思います。

もうひとつの本書の特色は、記載が非常に臨床的視点にたっているということです。これは著者自身が基礎医学者であると同時に臨床にも長年携わってきたこともあり、薬のことだけではなく病気のことにも触れておきたいという意図によるものです。

このような意図で書かれた本ですが、長さに制限もありますので、説明不足のところもあると思います。その際にはもっと詳しい本で調べていただければと思います。本書のイラストをみながら、たのしく薬の知識を増やしてください。本書が医師、看護師、薬剤師、歯科医師をめざす学生さんのみならず、すでにこれらの職業についている方にとっても、薬理学への理解を助けるために役立つことを期待しています。

最後に新版を出すにあたり、激励ご助言をいただきました講談社の中満和大氏に心から感謝申し上げます。

平成21年６月　　　　田中正敏

目　次

序章　薬のなぜなぜ

1．薬ってなーに *12*
2．薬はどのようにして効いているのか─受容体という場所─ *12*
3．薬は3つの名前をもっている *17*
4．わからない薬の調べ方――添付文書をみる―― *19*
5．薬の運命――吸収・分布・代謝・排泄―― *21*
6．剤型のいろいろ *26*
7．薬の正しい飲み方――なぜ食間や食後なのか―― *28*
8．危険な薬――毒薬・劇薬・麻薬・覚せい剤など―― *30*
9．子ども・高齢者・妊婦と薬 *31*
10．薬でおこる困った問題――依存・耐性・蓄積・薬物アレルギー・特異体質・副作用―― *37*

1章　神経系に作用する薬

1．痛みをとる *42*　全身麻酔薬、局所麻酔薬、解熱鎮痛薬、オピオイド鎮痛薬、鎮けい薬、片頭痛治療薬
　1　なぜ痛いのか *42*
　2　痛みをとめる *45*　●よく使われる薬 *51*
2．眠りをよくする *53*　睡眠薬
　1　ねむれないということ *53*
　2　記録された睡眠 *54*
　3　ねむれないときの睡眠の型 *56*
　4　睡眠薬はどんな作用を示すか *57*
　5　睡眠薬の特徴を知る *58*
　6　使用上の注意 *58*
　7　新しい睡眠薬 *59*　●よく使われる薬 *59*
3．熱を下げる *60*　解熱鎮痛薬

1　体温調節のメカニズム　*60*
2　熱を下げる　*62*　　●よく使われる薬　*62*
4．向精神薬　*63*　　抗精神病薬、抗うつ薬、抗躁薬、抗不安薬
1　向精神薬とは　*63*
2　総合失調症を治療する　*63*
3　うつ病を治す　*67*
4　躁病を治す　*70*
5　不安や緊張を緩和する　*71*　　●よく使われる薬　*74*
5．アルコールの作用　*76*　　エタノール
1　最古の薬・アルコール　*76*
2　局所への作用　*76*
3　吸収されたときの作用　*78*
4　アルコールの問題点　*80*　　●よく使われる薬　*82*
6．てんかんを治療する　*83*　　抗てんかん薬
1　てんかんはなぜおこるか　*83*
2　てんかんの治療　*83*　　●よく使われる薬　*86*
7．パーキンソン病を治す　*87*　　抗パーキンソン薬
1　パーキンソン病とは　*87*
2　パーキンソン病の治療　*88*　　●よく使われる薬　*91*
8．認知症を治療する　*92*　　認知症治療薬（抗認知症薬）　　●よく使われる薬　*93*
9．自律神経系に作用する薬　*94*　　アドレナリン効果薬、抗アドレナリン効果薬、コリン効果薬、抗コリン効果薬
1　末梢神経系　*94*
2　自律神経系　*95*
3　交感神経系　*97*
4　副交感神経系　*102*　　●よく使われる薬　*107*
10．筋肉を弛緩させる　*109*　　骨格筋弛緩薬
1　筋肉はなぜ収縮するか　*109*
2　骨格筋弛緩薬の働き　*111*　　●よく使われる薬　*111*

2章　器官系に作用する薬

1．消化器に作用する薬 *114*　　潰瘍治療薬、消化薬、止瀉薬、下剤、制吐薬
1　胃潰瘍や十二指腸潰瘍を治す *114*
2　消化を助ける薬 *119*
3　下痢をとめる *120*
4　便秘を治す *122*
5　嘔吐や嘔気をとめる *124*　　●よく使われる薬 *125*
2．心臓に効く薬 *127*　　強心薬、不整脈治療薬、虚血性心疾患治療薬
1　心臓の3つの特色 *127*
2　心臓を強くする薬 *129*
3　不整脈を治す *131*
4　虚血性心疾患の治療 *132*　　●よく使われる薬 *134*
3．動脈硬化の予防・高脂血症の治療 *135*　　高脂血症治療薬
1　動脈硬化はなぜこわいか *135*
2　高脂血症の治療 *136*　　●よく使われる薬 *137*
4．血圧を下げる *138*　　中枢性α_2作用薬、α_1遮断薬、抗アドレナリン効果薬、血管平滑筋弛緩薬、カルシウム拮抗薬、β遮断薬、AII受容体拮抗薬、ACE阻害薬、アルドステロン拮抗薬、降圧利尿薬、抗不安薬、$\alpha\beta$遮断薬
1　高血圧症とは *138*
2　血圧はどうして上がるか *140*
3　血圧はどう調節されるか *141*
4　血圧を下げる *143*
5　降圧薬の使われ方 *145*　　●よく使われる薬 *145*
5．呼吸器に効く薬 *147*　　鎮咳薬、去痰薬、喘息治療薬、呼吸中枢刺激薬、呼吸鎮静薬
1　咳をとめる *147*
2　痰を切る *150*
3　気管支喘息を治す *152*
4　呼吸を促進する *156*
5　呼吸を鎮静する *157*　　●よく使われる薬 *157*

6．利尿薬 *159*　ループ利尿薬、サイアザイド系利尿薬、炭酸脱水酵素阻害薬、カリウム保持性利尿薬、浸透圧利尿薬
1　浮腫とは *159*
2　利尿とは *159*
3　尿ができるまで *160*
4　利尿薬はどうして効くか *161*　●よく使われる薬 *165*
7．ホルモン療法 *167*　副腎皮質ホルモン、甲状腺疾患治療薬、糖尿病治療薬、女性ホルモン、男性ホルモン
1　ホルモンの治療への応用 *167*
2　副腎皮質ホルモン *167*
3　甲状腺ホルモン *169*
4　糖尿病の治療 *171*
5　女性ホルモン *173*
6　男性ホルモン *173*　●よく使われる薬 *174*
8．子宮を収縮させる *176*　子宮収縮薬
1　子宮の収縮 *176*
2　子宮収縮薬 *178*　●よく使われる薬 *179*

3章　代謝性医薬品

1．血液に作用する薬 *182*　貧血治療薬、止血薬、血液凝固阻止薬、血栓溶解薬
1　貧血を治す *182*
2　出血をとめる *185*
3　血液を固まらせなくする *187*
4　血栓をとかす *188*　●よく使われる薬 *190*
2．痛風を治す *191*　痛風治療薬
●よく使われる薬 *193*

4章　抗炎症薬と化学療法薬

1．炎症をおさえる *196*　非ステロイド系抗炎症薬、副腎皮質ホルモン、消炎酵素
1　炎症とは *196*

2　炎症をおさえる *198*　　●よく使われる薬 *200*
2．病原微生物をやっつける *201*　　抗細菌薬、結核治療薬、ハンセン病治療薬、抗真菌薬、抗ウィルス薬
1　感染症を治す *201*
2　病原微生物をやっつける化学療法薬 *202*
3　抗細菌薬のメカニズム *203*
4　結核とハンセン病の治療薬 *207*
5　真菌感染症の治療 *207*
6　ウイルス感染症の治療 *208*　　●よく使われる薬 *209*
3．癌を治療する *211*　　微小管阻害薬、アルキル化薬ほか、代謝拮抗薬、抗生物質、免疫系に作用する抗腫瘍薬、ホルモン、分子標的治療薬
1　癌はどんな病気か *211*
2　抗悪性腫瘍薬のねらい *212*
3　抗悪性腫瘍薬の効くメカニズム *213*
4　抗腫瘍薬の副作用は、なぜひどいか *217*　　●よく使われる薬 *218*

5章　そのほかの薬

1．免疫抑制薬 *222*　　免疫抑制薬
●よく使われる薬 *223*
2．抗ヒスタミン薬 *224*　　抗ヒスタミン薬
●よく使われる薬 *226*
3．診断用薬物 *227*　　造影剤、そのほかの機能検査用薬
●よく使われる薬 *227*

索引 *230*

薬名索引 *235*

新版　超図解

薬はなぜ効くか

装幀／山岸義明
本文デザイン／亀甲 健デザイン事務所
図・案／田中正敏
図制作／二階堂聰明

0

序章

薬のなぜなぜ

1. 薬ってなーに
2. 薬はどのようにして効いているのか
3. 薬は 3 つの名前をもっている
4. わからない薬の調べ方
5. 薬の運命
6. 剤型のいろいろ
7. 薬の正しい飲み方
8. 危険な薬
9. 子ども・高齢者・妊婦と薬
10. 薬でおこる困った問題

1.　薬ってなーに

薬の役割

ウィリアム・オスラーは、「薬をほしがるか否(いな)かが人間と動物とを区別する最大の特徴である」といっています。たしかに古くから、あるいは極端にいえば、人類がこの世に現れて以来、なんらかの形で薬は使われてきました。

私たちの祖先は、自然界にあるいろいろな物質を、病気になったときの治療(ちりょう)のために用いてきました。そのなかにはミイラの粉とか一角獣の角(つの)（実際にはサイの角や象牙）など今から考えるととんでもないものもありますが、その当時は病気の治療に有効であると信じられて使用されてきました。

このように基本的には、病気の治療のために用いられる物質を薬ということができます。しかし、薬は病気の治療のためにだけ用いられるとはかぎりません。病気の診断(しんだん)や予防(よぼう)に用いられる物質もあります（図１）。したがって病気の治療や診断や予防のために用いられる物質が薬ということになります。

2.　薬はどのようにして効いているのか

―受容体という場所―

薬理学とは

薬がどのようなメカニズムで効(き)いているのかを明らかにしていく学問が薬理学(やくりがく)です。ひとことで薬がどのようにして効いているのかを説明することは、とてもむずかしいことです。

この本の目的は、それぞれの薬がどのようにして効いているのかを

図1　薬の役割

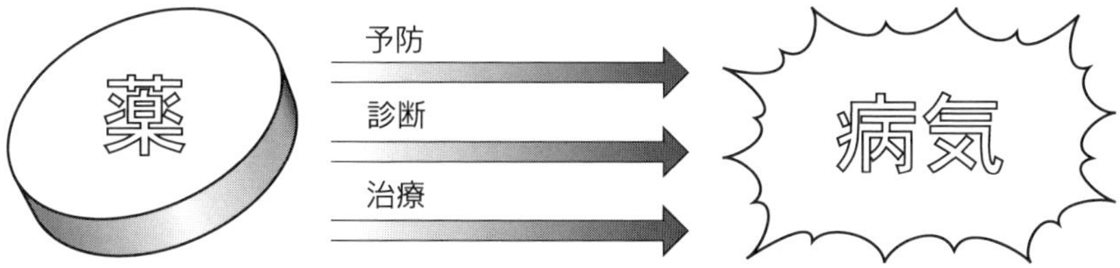

図2　薬の効き方

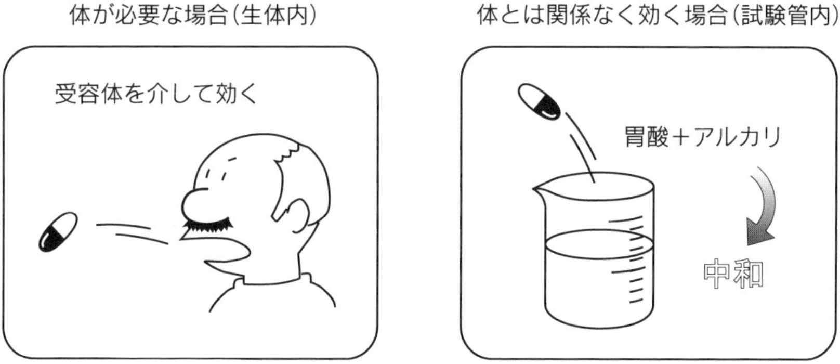

明らかにすることですから、それぞれの薬の項目を読んでいただければよいので、ここでは薬に共通したことだけをのべることにします。

薬の効き方

非常に乱暴ないい方をしますと、薬がその効果を発揮するためには、私たちの体が必要な場合（生体内）と、体とは関係なく効く場合（試験管内）とに分けられます（図2）。もちろん基本的に薬は病気のヒトに使われるので、どんな場合でも体は必要なわけですが、ここでいうのは少し意味がちがっています。

たとえば、胃の薬のひとつに制酸剤とよばれるアルカリ性の薬があります。この薬は、胃酸という強い酸をアルカリ性の薬で中和することで、その効果を現します。この場合には、患者さんはもちろん制酸剤を服用して効くことになりますが、制酸剤は患者さんから採取した胃液（胃酸）も中和することができます。つまり、体の外であっても（試験管内）、胃酸を中和するメカニズムは同じということになります。これが体とは関係なく薬が効くということです。

そのほかに抗生物質や化学療法薬が病原菌を殺す作用なども、体の外でもみられる作用ということになります。

受容体の働き

一方、必ず私たちの体が必要な効き方の代表的なものは、受容体を介して薬が効く場合です。多くの薬はなんらかの形で受容体と関連してその作用を現します。つまり私たちの体に備わっている受容体がなければ、薬の効果が出現しないという意味で、体が必要（生体内）というわけです。

受容体というのは、私たちの体の細胞の膜の表面*にあるタンパク質で、私たちの体にある特定の物質をくっつけるようになっています。〝特定の〟という意味は、ある程度構造が似たものは受容体にくっつくことができますが、少し構造がちがうとくっつくことができないということです。そのため、私たちの細胞の膜の上には、種類の異なったたくさんの受容体が存在していて、それぞれちがった物質とくっつき、異なった作用を現します（図3左上）。

私たちの体のなかにある物質（生体内活性物質）や薬が受容体にくっつきますと、細胞内にいろいろな変化がおき、その結果それぞれの生理作用が出現することになります（図3右上）。

血管を収縮させる受容体

血管が収縮するというのをひとつの例として、もう少し説明しましょう。

血管を取りまいている血管平滑筋が収縮すると、血管が収縮します。この血管平滑筋の細胞の上には、α_1-アドレナリン受容体（α_1受容体）という受容体があります。この受容体に、ノルアドレナリンがくっつくと、強く血管が収縮します。つまり血管収縮という生理作用

＊細胞の中にある受容体もありますが、ここでは膜の表面にある受容体について説明します。

図3　受容体を介する薬の作用

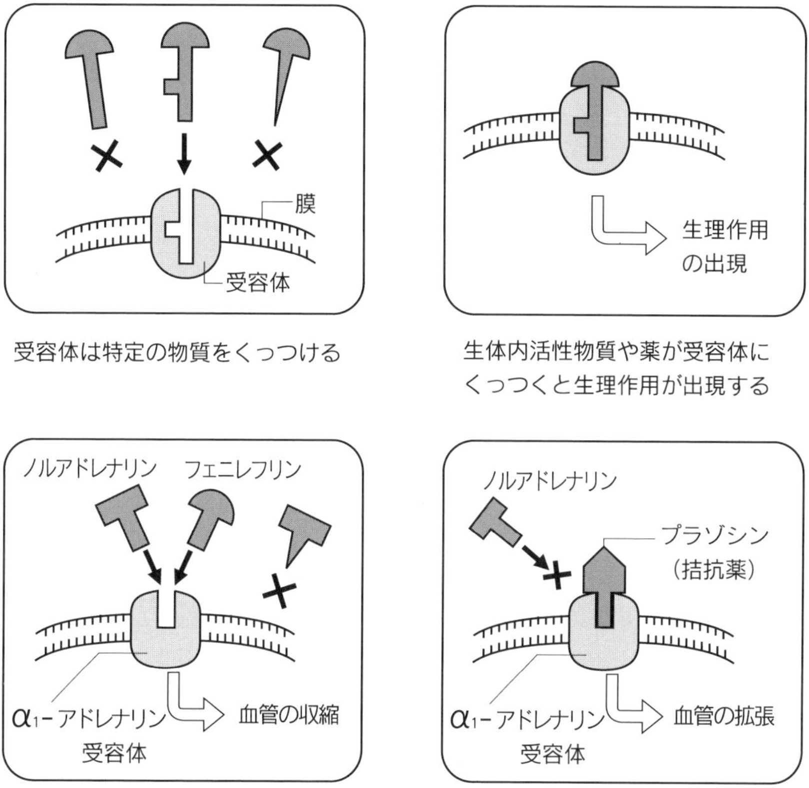

受容体は特定の物質をくっつける

生体内活性物質や薬が受容体にくっつくと生理作用が出現する

血管平滑筋上のα_1-アドレナリン受容体にノルアドレナリンやフェニレフリンがくっつくと血管が収縮する

プラゾシン（拮抗薬）がα_1-アドレナリン受容体にくっつくとノルアドレナリンがくっつけなくなり血管が拡張する

が出現します。

　ノルアドレナリンは、私たちの体のなかにあるたいせつな物質ですが、ノルアドレナリンと似たフェニレフリンも、この受容体にくっつくことができ、その結果フェニレフリンを投与（とうよ）したときにも、血管が収縮することになります。これがフェニレフリンという薬の血管収縮のメカニズムです。つまり、フェニレフリンの作用は、この受容体がないと出現しないことになります（前ページ図３左下）。

拮抗薬という薬

また受容体にくっつくことはできますが、ただくっつくだけでなにも作用を現さない物質があります。このような薬物を拮抗薬（きっこうやく）といいます。

もう一度、血管収縮の例で説明しましょう。プラゾシンという薬があります。プラゾシンもα_1受容体にくっつくことができますが、くっつくだけでなにも作用を現さないので、プラゾシンを投与しても血管は収縮しません。

しかし、あらかじめプラゾシンを投与しておいたときに、ノルアドレナリンが受容体のところにきたらどうなるでしょうか。ほんとうは受容体にくっつけるはずのノルアドレナリンが、すでにプラゾシンがくっついているため、くっつけなくなってしまいます。つまりプラゾシンは、ノルアドレナリンが受容体にくっつくのを妨害（ぼうがい）していることになります（前ページ図３右下）。そのため血管は収縮できなくなり、むしろ拡張し、血圧が下がってきます。

したがって、くっつくだけでなにも作用をしないプラゾシンも、高血圧症（こうけつあつしょう）にとってはたいせつな治療薬ということになります。

受容体をめぐる攻防

このように多くの薬は自ら受容体にくっついて受容体を刺激（しげき）したり、受容体を刺激する物質の合成（ごうせい）を高めたり、刺激する物質を受容体のところに出させたりして効果を現す一方、拮抗薬のように自らが受容体にくっついて、他の物質がくっつくのを妨害して、薬としての作用を現しているものもあります。

私たちの細胞の膜の上にある受容体は、私たちの生理機能の発現のためにも、薬の作用の発現のうえでもとてもたいせつな場所ということになります。

3.　薬は3つの名前をもっている

なぜ3つの名前があるのか

私たちを悩ませるのが、薬の名前です。ゴチャゴチャしたカタカナの薬の名前をたくさんみせられて、いっぺんに薬理学がいやになった人も多いと思います。

ここでは薬が3つの名前をもっているわけを説明します。

化学名は構造式

図4に示した薬（ニトラゼパム）があります。この薬の構造式は図のとおりですが、この化学構造をそのまま読んだのが化学名です。この薬の場合、1,3-dihydro-7-nitro-5-phenyl-2H-1,4-benzodiazepin-2-oneです。とても正確な名前で、この名前をみれば、図のような構造をえがくことができます。

人間でいえば、身長や体重がどれくらいで、顔や手足の特色なども細かに記載されたもので、指名手配書などよりはるかにくわしいものといってよいかもしれません。

化学名のよいところは、正確であるということですが、実用性という点ではどうしようもない欠点があります。もし化学名が臨床の現

図4　薬は3つの名前をもっている

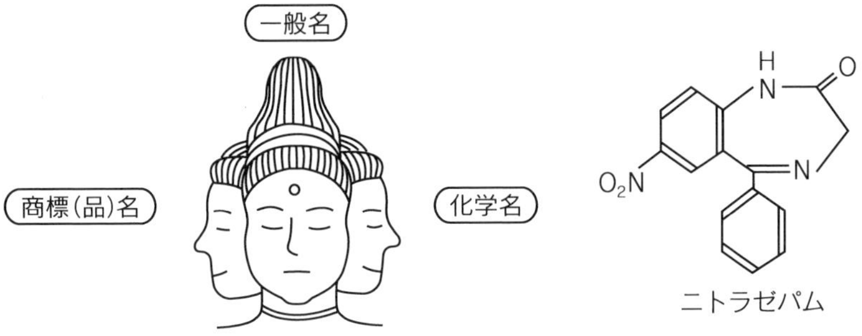

場で使用されたら、あまり長すぎて、まるで落語の〝寿限無〟のようになってしまい、正確な化学名をいっているうちに、緊急の患者さんは亡くなってしまうといったことにもなりかねません。

一般名は世界共通

そこでもう少し簡単で、しかもできたら世界中で共通した名前がないかということになります。それが一般名です。図４の薬の場合は、ニトラゼパム（nitrazepam）が一般名で、この名前はWHO（World Health Organization 世界保健機関）に登録されていますので、全世界に共通して使用できます。

一般名は、人間でいえば、戸籍簿に登録された本名といってよいでしょう。薬理学では、薬の名前としては一般名を使用するのが原則で、国家試験なども薬の名前は一般名で出題されます。

このように、一見したところ一般名を用いることで、薬の名前の問題は解決したかのように思えますが、実はもっと大きな問題があります。それは薬がもうひとつの名前をもっていることからくる問題です。

商品名はニックネーム

薬の３つめの名前は、商品名とか商標名などといわれる名前で、薬を販売するために、製薬会社がつけた名前です。商品名は、名前の右肩に®のマークが書かれています。商品名は人間でいえば、ニックネームやペンネーム、芸名などに相当するもので、私たちが通常もっとも親しんでいる名前ともいえます。

前ページで例にあげた図４のニトラゼパムは睡眠薬ですから、ネルボン®とか、ネルロレン®とか、いかにも睡眠を連想させるような名前がならんでいます。これはできるだけ薬の名前を覚えてもらうためにくふうしてつけられたという意味からはもっともな名前です。

しかし、同じニトラゼパムという薬に、日本だけでも多くの商品名があります。そして、たとえ中身は同じ薬であっても、それぞれの病院で採用されている薬の会社がちがえば、薬の名前もちがうことになるわけですからたいへんです。

これをどう解決したらよいのでしょうか。ここでは薬が3つの名前をもっており、それがどんな意味をもっているかについて説明するだけにとどめておいて、このややこしい事態にどう対処したらよいかについては、次にのべることにします。

4. わからない薬の調べ方

―添付文書をみる―

商品名にどう対処するか

商品名で薬をよぶのは、覚えやすくもあり、きわめて実用的ですが、病院がちがうと同じ薬であっても名前がちがってしまうなど、混乱のもとになります。実際にわが国で発売されている薬で、商品名がなんと50くらいあるものもありますから、それらの名前を全部覚えておくなどといったことはばかげていますし、まず不可能です。ではいったいどうしたらよいでしょうか。

もっとも簡単で、しかも有効な方法は、その薬についての添付文書(てんぷぶんしょ)（使用説明書）をみることです。添付文書は20ページ図5に示すようなもので、ふつうは薬が包装(ほうそう)されていた箱ごとに1枚ずつ入っています。薬局ではなん枚かは保存していますが、そんなにたくさん添付文書ばかりいらないので、多くの場合、不要な添付文書は捨てられているのが現状です。そこで薬局でこの添付文書をもらってみてください。

添付文書の見方

最初に一番大きく目だつように書かれているのが商品名です。名前の右肩に®のマークがついています。商品名が大きいのは、その商品についての説明書ですし、できるだけたくさんの人に覚えてもらうという意味からとうぜんかもしれません。

図5　添付文書

(指)(要指)(習)

ネムレル®

Nemureru®

〈性　状〉

一般名：ニトラゼパム（nitrazepam）

化学名：1,3-dihydro-7-nitro-5-phenyl-2H-1,4
-benzodiazepin-2-one

構造式：

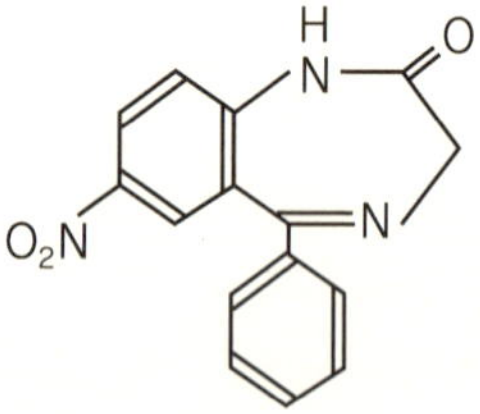

さて、この添付文書をよくみてみると、性状（あるいは組成・性状）という欄があります。そこに一般名と化学名が記載されています。ここをみれば、すべてに共通する一般名が書かれていますから、どんな商品名が出てきても、特に驚くことはないわけです。

しかし、一般名をまったく知らないのでは、くらべようもないので、ある程度の薬については一般名を知っておくことがたいせつでしょう。この本の節末ごとに、よく使用される薬の一般名と代表的商品名*を表にして掲載していますので参考にしてください。

この添付文書、ほかにもたいせつなことがいろいろ書いてありま

＊商品名　もし、あなたの病院で使っている商品名とちがっていたら、表に書きくわえてお使いください。

す。

たとえばどういう病気に使用されるかという適応症、どのくらい用いたらよいかという用量、どのようにして用いるかという用法などはもちろん、使用上の注意では、使ってはいけない患者さん、慎重に使う必要のある患者さん、他の薬と併用したときの問題、どういう薬理作用があるかなどが書かれています。最後には文献があげられていたり、文献の請求先が書かれていたりします。

このように、その薬についてのたいせつな情報を提供してくれるのが添付文書ですから、これをみる習慣をもつことが大事です。

また、よく行われていることですが、その病院で使用されている薬の添付文書をファイルして、病棟や外来においておくのも便利です。

5.　薬の運命

―吸収・分布・代謝・排泄―

吸収ということ

薬が私たちの体に入ってから、どんな運命をたどるかを考えてみましょう。

薬が効果を現すためには、私たちの体の目的の場所に到達しなければなりません。そのためには、まず薬が私たちの体のなかに入らなければなりません。この過程が吸収です（22ページ図６）。

しかし体のなかとはどこをいうのでしょうか。体のなかというのは、血液やリンパ液の流れのことを意味しています。つまり投与された薬が、循環している血液中に入ってくることが吸収です。

したがって、薬が静脈内注射で投与されたら、そのときが吸収ということができます。このように、薬が静脈内や動脈内に直接注射される場合を除いて、吸収のされ方は薬の投与法によって異なります（23ページ図７）。

図6　薬の運命(薬物動態)

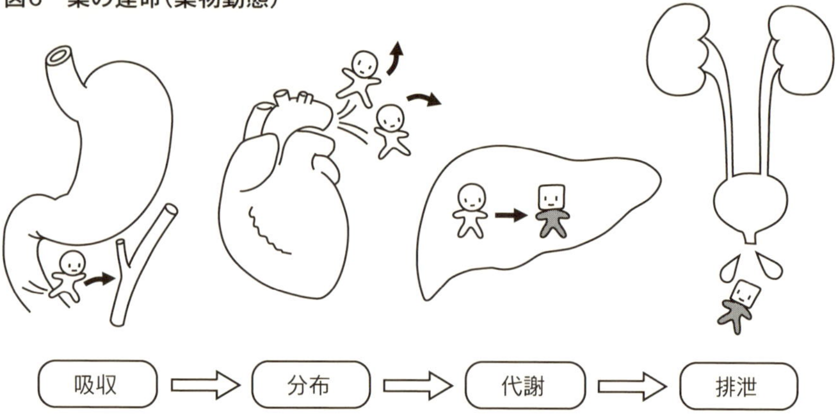

経口投与は肝臓で破壊されやすい薬では要注意

口から薬を飲む経口投与は、生理的で、簡便で、価格も安く、もっともよく用いられる方法です。この場合、多くの薬は小腸から吸収され、門脈から肝臓をとおって静脈に入り、心臓にいって全身をめぐります。

ここでひとつ問題になるのは、後でのべるように、肝臓が薬を処理する巨大な組織であるということです。そのため一度肝臓をとおりすぎただけで、大部分の薬が代謝されてしまうような薬の場合には、経口投与できないことになります。このような薬を肝初回通過効果のある薬といいます。そのような薬の場合には、舌下錠として口のなかでとかすようにしたり、注射で投与したりします。

経口投与は消化液にも影響される

経口投与の場合、消化管に食べ物があるかどうかが、吸収に大きく影響します。一般的に、空腹のときの吸収はよく、食べ物があると吸収がゆっくりとなります。そのほかに、消化液の酸性度、消化管の運動、消化液による分解などの影響を受けますので、経口投与の場合、投与された薬がすべて吸収されるとはかぎりません。経口投与は、消化液で破壊される薬の投与法としては、肝初回通過効果のある薬と同

図7　薬の吸収

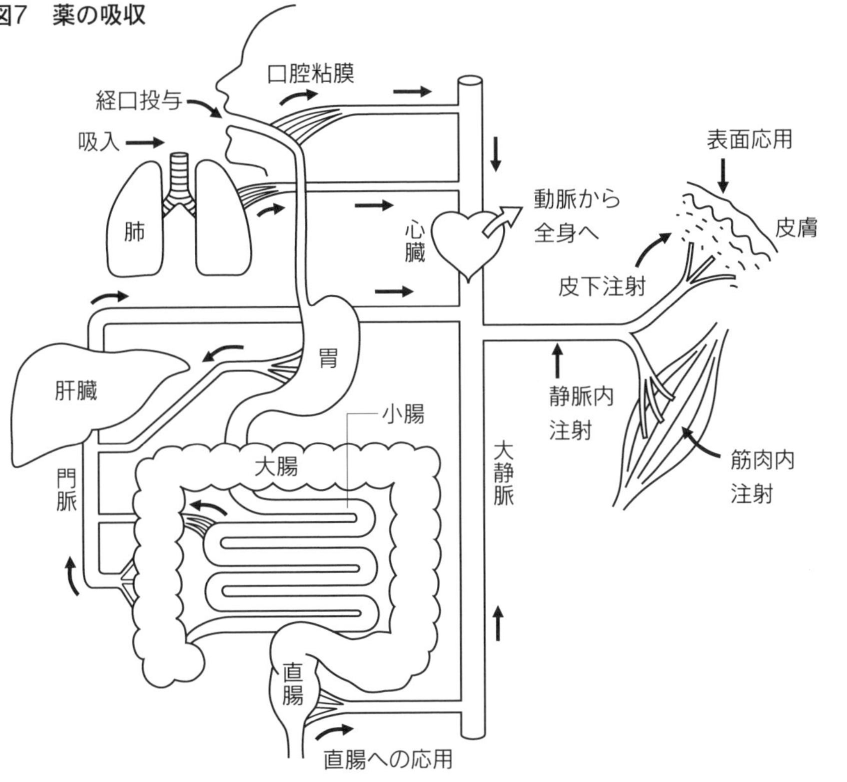

様に不適(ふてき)で、その場合には注射が用いられます。

吸収の速度

薬の条件によっても吸収が異なってきます。一般的に、脂肪(しぼう)にとけやすい性質をもった薬、あまり大きな分子(ぶんし)ではない薬、イオンになっていない薬などが、吸収がよい薬です。そのほかに、カプセル、錠剤(じょうざい)、粉など薬の剤型(ざいけい)によっても吸収がちがってきます。

筋肉内(きんにくない)注射や皮下(ひか)注射などでも、薬はいきなり血管に入りませんので、吸収が問題になります。血管の多い筋肉内注射のほうが、皮下注射より吸収が速くなります。

薬の投与法でもっとも多く用いられるのは、経口投与と注射です。

注射のほうがはるかに吸収が速く、効きめも速く、効果も確実に出現しますが、それだけ副作用もひどいことになります。

健康な皮膚からの薬の吸収は悪いのですが、他の薬と混ぜることで皮膚から吸収させるようにしたのが経皮用薬（経皮吸収薬）です。経皮用薬は、少しずつ吸収されていきますから、血液中の薬の濃度が急激に変化することなく比較的一定に保つことができ、持続性があるので、心臓の薬などに応用されています。そのほかに胃をいためにくいので非ステロイド系抗炎症薬が経皮用薬として用いられています。

また、気道粘膜や肺胞からの吸収はよいので、吸入は吸入麻酔薬などに応用されています。

直腸からの吸収もよく、坐薬として応用されますが、この場合は吸収された薬が直接静脈内に入りますので、肝臓をとおらないという特色があります。

分布とは作用部位にいくこと

さて、吸収された薬は、多くは血液の流れによって、体のいろいろなところに運ばれていきます。これが分布です。

血液のなかでは、薬は血液中にあるタンパク質と結びついているタンパク結合型か、タンパク質と結びつかないで自由でいるタンパク非結合型（遊離型）かで存在しています（図８）。

このうち作用する部位にいけるのは、遊離型の薬だけです。タンパク結合型の薬は、やがて結合がはずれて遊離型となり、作用部位にいくことになります。その意味からは、タンパク結合型は一時的に薬を貯蔵している型ともいえます。

分布も、体の各部位に一様に分布する場合と、特定の器官や臓器にかたよって分布する場合があります。ヨウ素は甲状腺に、フッ素は骨や歯に分布しやすいといった例があります。

関門という関所

脳は体のなかでとても血液の流れが多いところですが、もっともたいせつな臓器なので、薬がめちゃくちゃに脳に入っていかないよう

図8　タンパク結合型と非結合型

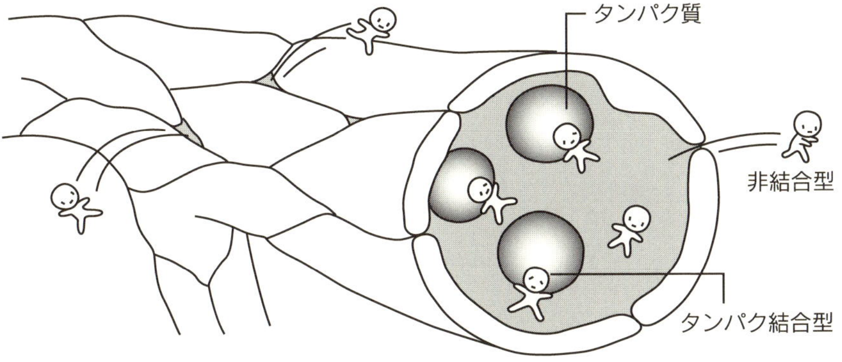

血液中の薬はタンパク質と結合しない非結合型だけが組織にいける

に、血管壁などが薬を通りにくくして、まもっています。このような機構を、血液脳関門といいます。

同じようなことばとして、胎盤関門があります。これは母親のほうから胎児のほうに、いろいろなものがいかないようにしている関門です。薬の場合には、脳の関門ほどきびしいチェックがされないので、妊娠中の薬の服用には十分な用心が必要です。

薬の代謝は肝臓で

作用を発揮した薬の多くは、肝臓で処理されることになります。

肝臓の細胞には、肝ミクロソーム薬物代謝酵素という酵素があり、これらの酵素の働きによって、薬は一般的に作用のある薬から作用のない薬に、排泄されにくい薬から排泄されやすい薬へと変えられます。

薬はそのほかの酵素によっても、また肝臓以外の場所でも、代謝されますが、やはり薬の代謝ともっとも関係するのは肝臓です。

排泄の 2 つのルート

薬のおもな排泄のルートは腎臓から尿中に排泄されるか、胆汁中に出てきて腸管をとおり糞便中に排泄されるかです。

排泄の速い薬は、作用の持続が短くなりますが、排泄されにくい薬は、逆に作用が持続したり、体にたまったりすることになります。

腎臓から排泄される薬の場合、排泄のさい高濃度(こうのうど)の薬が一度に腎臓に集まると、腎障害(じんしょうがい)をおこすことがあります。これは排泄のさいの欠点ですが、逆にそれを利用することもあります。

たとえば尿路(にょうろ)の感染症(かんせんしょう)などの場合、抗生物質が腎臓やそのほかの尿路に高濃度に集まれば、そこの細菌などをやっつけるのに有利になります。

そのほかに、薬は汗(あせ)、唾液(だえき)、乳汁(にゅうじゅう)などにも排泄されますので、授乳(じゅにゅう)中の婦人は薬によっては用心する必要があります。

これが、私たちの体に入ってからの薬の運命、つまり薬物の生体内運命ですが、これらをまとめて薬物動態(やくぶつどうたい)ということばも用いられます(22ページ図6)。

6.　剤型のいろいろ

なぜいろいろな形があるのか

薬には投与法によっていろいろちがった形があり、それを剤型といいます。これは、病気の治療にとって、もっとも有効で、しかも使いやすいことや薬の性質などを考慮してきめられます。

経口的には、散剤(さんざい)、顆粒剤(かりゅうざい)、錠剤、カプセル剤、液剤(えきざい)などがあります。

散剤、顆粒剤は吸収されやすい

散剤はいわゆる〝こなぐすり〟で、服用しにくいという人もいますが、吸収されやすいのが特色です。

一見したところ〝こなぐすり〟にみえますが、よくみると細かい〝つぶ〟からできているのが顆粒剤です。粉にくらべて、顆粒剤は飛びちりにくく服用しやすくなっています。

錠剤は吸収場所を選べる

よく用いられるのが錠剤です。錠剤の形はさまざまで、表面もいろいろなものでおおってあります。錠剤は、薬の含量(がんりょう)を均一(きんいつ)にでき、携帯(けいたい)にも便利ですが、散剤や顆粒剤のように投与量の細かい調節はできません。

錠剤の表面を特殊なものでおおって、胃のなかではとけずに腸でとけるようにしたのが腸溶錠(ちょうようじょう)です。

錠剤を頰(ほお)の下に入れて口腔(こうくう)粘膜から吸収させるようにしたバッカル錠、錠剤を舌の下に入れてやはり口腔粘膜から吸収させるようにした舌下錠、口にふくんで徐々にとかし、喉(のど)の炎症(えんしょう)などをおさえるようにしたトローチ、膣(ちつ)のなかに挿入(そうにゅう)して用いる膣錠などがあります。

カプセル剤は十分な水で服用を

錠剤と同じようによく用いられるのがカプセル剤です。薬をカプセルに入れることで、味やにおいの悪い薬や、刺激の強い薬などが服用しやすくなります。またいろいろな色も選べますので、他の薬との区別もしやすくなっています。

カプセル剤で少し用心が必要なのは、十分な水で服用することです。これは錠剤についてもいえることですが、水なしで服用すると、たまに薬が食道(しょくどう)粘膜にくっついて、そこでとけ出してしまい、食道炎(えん)や食道潰瘍(かいよう)になったりすることがあります。特にカプセル剤でそれがおこりやすく、また高齢者では特に注意が必要です。

液剤

水剤や甘みをつけて飲みやすくしたシロップなどは液体の内用剤(ないようざい)（飲む薬）です。

注射用の薬はもちろん液体ですが、水性、油性、乳剤性(にゅうざいせい)[*1]、懸濁性(けんだくせい)[*2]などがあります。薬の性質や作用の持続などによって、どれにするかがきまってきます。

＊1乳剤性　混ざらない液体の一方をごく小さな粒子として他方の液のなかに均等に分散させたものです。

＊2懸濁性　固体のごく小さな粒子を液体中に分散させたものです。

外用製剤使用上の注意

皮膚や粘膜にぬったり、貼ったりして応用する外用製剤には、液剤、軟膏剤、点耳剤、点鼻剤、点眼剤などがあります。

外用液剤はまちがって飲んでしまったりしないように、保管場所などを注意することや、皮膚用を粘膜に応用したりしないといった注意が必要です。

肛門、腟などに応用して体温でしだいにとけるようにしたのが坐薬です。坐薬はとけないように冷蔵庫などで保管されますが、お年寄りなどで坐薬を飲んでしまったといったことがありますので注意が必要です。

このように、薬にはいろいろな剤型がありますが、その薬の応用法あるいはその疾患の治療にとって、適切なように選ばれたものですから、指示どおりに使用することがたいせつです。

7.　薬の正しい飲み方

－なぜ食間や食後なのか－

食後・食前・食間とは

薬の服用のしかたとして、食後、食前、食間、就寝前などがあります（図９）。

食後というのは、だいたい食後30分から１時間のことで、食前というのは食事をする30分から１時間前のこととされています。また食間というのは、〝食事をしているあいだ〟という意味ではなくて、〝前の食事と次の食事のあいだ〟という意味で、食後２時間くらいあとをさしています。

服用上注意すること

もっとも多いのは食後服用ですが、それを非常に厳格にまもる必要のある場合と、どちらかというと服用を忘れないように食後とされて

図9　食後、食前、食間服用

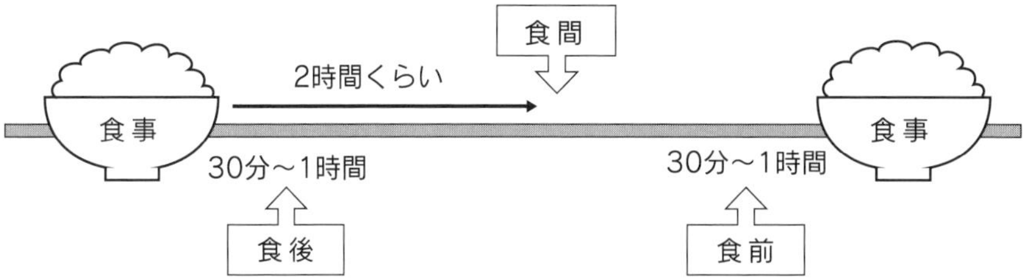

図10　薬の正しい飲み方

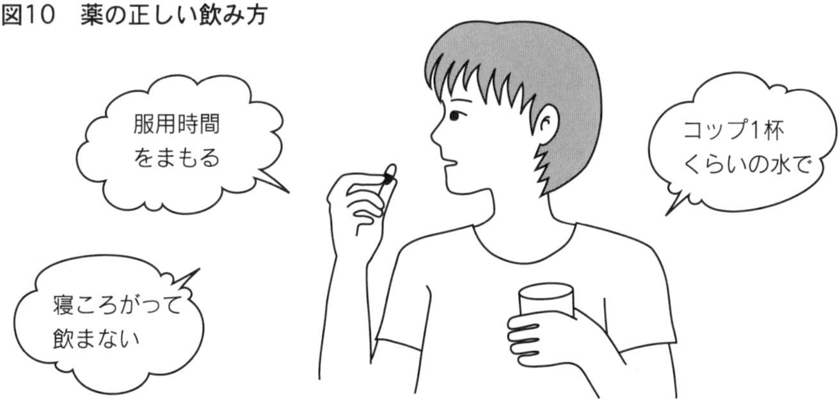
服用時間
をまもる
コップ1杯
くらいの水で
寝ころがって
飲まない

いるくらいの程度の場合があります。

食後服用ときめられた薬などは、きちんと食後服用しないと意外な副作用を引きおこしたりすることがあります。

一般的に薬の吸収は空腹時のほうがよく、消化管に食べ物が入っていると吸収が悪くなりがちです。

これらの服用法は、それぞれの薬の作用をうまく発揮させたり、副作用が少なくなるように設定されていますのでまもることがたいせつです（図10）。

そのほかに服用の注意として、薬はコップ１杯くらいの水（あるいはぬるいお湯）で飲むのがよいとされています。さきにのべたように、このくらいの水で飲むと薬が食道粘膜にくっついたりする事故がなく、また薬がとけやすくなり吸収がよくなります。

また寝ころがって飲むと、食道でとまってしまうこともあります。体をちゃんと起こして飲むのもたいせつです。

酒を飲んでいるときには、予想外に効きすぎる薬があります。中枢神経系に作用する薬の場合には注意が必要です。

8.　危険な薬

—毒薬・劇薬・麻薬・覚せい剤など—

毒薬と劇薬の取りあつかい方

どの薬でも、その使い方をまちがえれば危険な薬に早がわりしてしまいます。ここではそのなかでも特に問題になる薬について説明します。

作用がきわめて強力で、少しでも用量をまちがえるとすぐに死んでしまう薬が毒薬です。毒薬は、法的にちゃんと指定されており、その取りあつかい方が厳密にきめられています。毒薬が入っている容器に貼られるラベルの色は黒で、薬の名前などの文字は白で記載し、白い枠でかこむことになっています。さらに、鍵のかかる場所に保管するように義務づけられています。

毒薬ほど危険ではないけれど、やはり非常に危険性が高い薬が劇薬で、これも法的に指定されています。劇薬の場合、容器のラベルの色はふつうの薬（普通薬とよばれます）と同じように白でよいのですが、薬の名前などの文字は赤で記載し、赤い枠でかこむことになっています。保管も毒薬ほど厳密ではありませんが、普通薬とは別の棚におくことが義務づけられています。

薬の容器のラベルが黒色でそれに白字で印刷してあれば毒薬、白いラベルに赤い字で印刷してあったら劇薬、と考えてください。

麻薬・覚せい剤・大麻

そのほかに後述するように、連用しているうちにその薬がほしいという欲求がとても強くなり、使用している本人だけでなく、社会的にも大きな問題になる場合があります。そのような薬は、特別に法的な規制を受けます。

それが麻薬・覚せい剤、大麻などで、それぞれ麻薬及び向精神薬取締法、覚せい剤取締法、大麻取締法で取り締まられます。

これらの薬の使用はもちろん、販売、譲渡、譲受、所持などすべてがきびしく禁止されています。覚せい剤と大麻は医療用に使用されることはありませんが、医療用として用いられる麻薬は、法的にかなった使用法で、しかも法的に認められた人による場合以外は、重大な罰則が適用されます。

9.　子ども・高齢者・妊婦と薬

子どもの薬で注意すること

子どもに使う薬の量が、大人の量にくらべて少なくなるのは、だれでも知っています。ではなぜ少なくする必要があるのでしょうか。

いうまでもなく子どもは大人にくらべて、ずっと体が小さいことがあります。しかしそれだけではありません。「子どもは小さな大人ではない」ということばがあります。つまり大人をそのまま子どもと同じくらいのサイズにちぢめても、けっして子どもにはなりません。

子どもに薬を使う場合、大人とのちがいでまず問題になるのは、いろいろな体の機能が未発達ということです（次ページ図11）。

たとえば、薬と血漿タンパク質との結合能（力）、代謝や排泄機能、血液脳関門などが未発達で、そのため薬が効きすぎてしまい、量が多すぎると重大な副作用をおこすことになります。

図11　子どもの薬の量

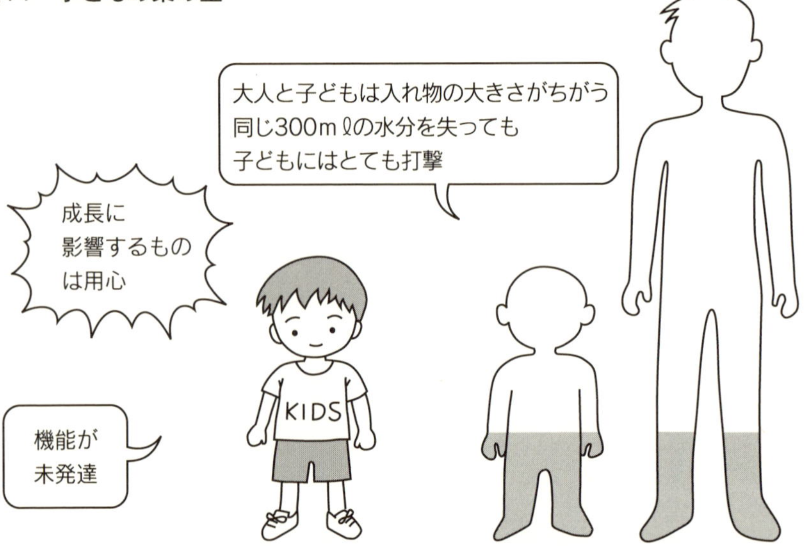
大人と子どもは入れ物の大きさがちがう
同じ300mℓの水分を失っても
子どもにはとても打撃
成長に
影響するもの
は用心
機能が
未発達
KIDS

また水分や電解質*の変動に敏感なのも子どもの特色です。子どもはちょっとした嘔吐や下痢で、すぐ脱水状態となりますが、水分を入れる入れ物の大きさが、大人と子どもとでは、まったくちがうことを考えれば、これはとうぜんのことです。

子どもに薬を用いる場合の注意で、もうひとつたいせつなのは、子どもは成長期にあるということです。そのためある種のホルモンなどは十分に用心して使用しないと、成長が過剰になったり、逆に成長しなくなったり、ホルモン異常をきたしたりといったことがおこりかねません。

子どもの薬の量のきめ方

このような子どもに対する薬の使用量をきめるための計算式として、次ページに示すようなヤングの式や、アウグスバーガーの式などが用いられてきました。

＊電解質　水溶液中でイオン化し電気伝導性をあたえる物質です。

ヤングの式：

$$小児用量 = \frac{年齢}{年齢 + 12} \times 成人用量$$

アウグスバーガーの式：

$$小児用量 = \frac{(4 \times 年齢) + 20}{100} \times 成人用量$$

これらの式は子どもの年齢を基本にしたものです。同じ年齢でも発育の個体差（個人差）はかなり大きく、この式が単純に当てはめられるとはかぎりませんが、ひとつの目安にはなります。

おおまかにいって、小学校に入学するくらいの子どもで大人の1/3、中学校に入学するくらいの子どもで大人の半分といったところです。

乳幼児などで、もっと厳密に投与量をきめたいときには、年齢と体重を組みあわせる方法があります。たとえば３ヵ月未満の乳幼児には、体重あたり1.5mg/kg 投与し、３ヵ月以上６ヵ月未満の乳幼児には、体重あたり３mg/kg 投与するといったやり方です。

子どもの場合には、上述したような一定の規則にしたがって、大人の用量より少ない用量を決定することができますが、困るのは高齢者の場合です。

高齢者は薬が効きやすい

一応、法律的には65歳以上の人が高齢者とされます。高齢者に薬を投与する場合に問題となるのは、いろいろな体の働きがおとろえてきていることです（次ページ図12）。つまり、薬を吸収する機能、代謝する機能、排泄する機能などがおとろえてきます。また血漿タンパク質が薬とくっつく働きもおとろえてきます。

また高齢者では、体のいろいろな臓器の受容体の感受性なども変化しています。

高齢者への投与量のきめ方

このようにどの条件を考えてみても、高齢者は薬が効きやすくなっ

図12　高齢者と薬

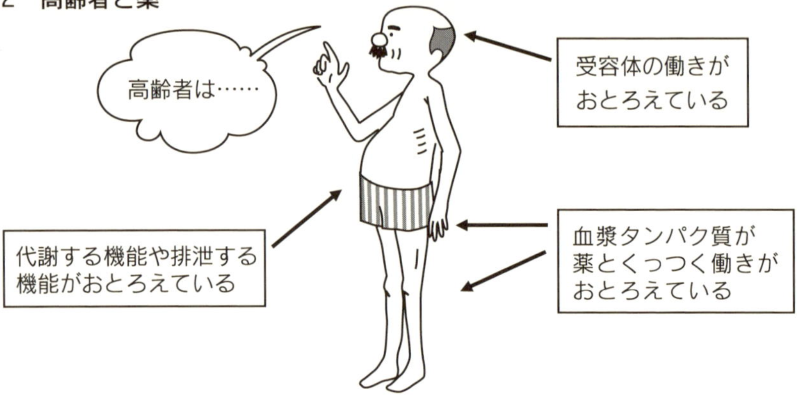

高齢者は……
受容体の働きがおとろえている
代謝する機能や排泄する機能がおとろえている
血漿タンパク質が薬とくっつく働きがおとろえている

ているといえます。そこで高齢者への投与量は、通常の成人に投与する量（成人量）より少なくする必要がありますが、子どもの場合とちがうのは、年の取り方は個人差がとても大きいということです。同じ年齢の高齢者でも、ある人は成人量でまったく平気なのに、他の人は成人量の半分でもひどい副作用が出てしまうといったことがおこります。

ある高齢者がごく少量服用した睡眠薬が効きすぎて次の朝起きないので、薬の服用を知らない家族が、脳卒中（のうそっちゅう）とまちがえて救急病院に運んだ、といった笑えない話もあるくらいです。

では高齢者の場合どうしたらよいでしょうか。結論からいえば、はっきりした法則はありません。副作用が出現する可能性をつねに考えながら、とにかく少ない量から投与を開始して、ようすをみながら増量していくことです。

もちろんはじめから肝障害や腎障害のある患者さんの場合には特に用心が必要です。

妊婦における薬の有益性と危険性

添付文書のほとんどすべてに、妊婦（にんぷ）もしくは妊娠している可能性のある女性への薬物の使用の注意が記載してあります。

図13　妊婦と薬

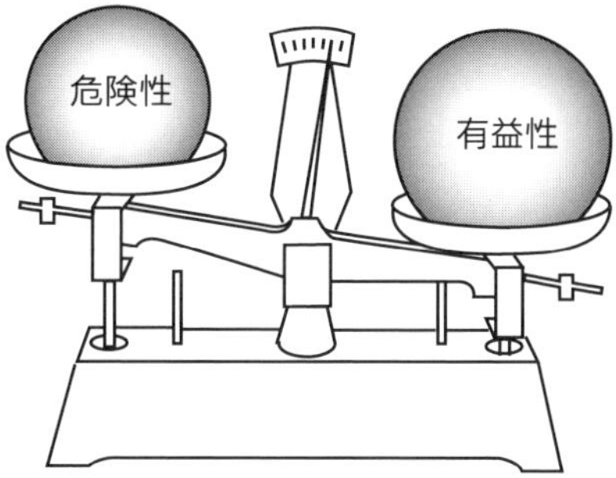

妊婦への薬の投与は……有益性が危険性を上まわるときに

その内容の多くは、薬の投与による〝有益性〟が〝危険性〟を上まわると考えられるときに使用するというものです（図13）。

たしかにそのとおりですけれど、実際にはなかなかむずかしい問題があるのが現実です。いったい〝有益性〟とはなんでしょうか。〝危険性〟とはなんでしょうか。

うつ病の婦人が妊娠しました。そこで胎児への影響を考えて、それまで服用していた抗うつ薬の服用を中止しました。そのためうつ病が悪化し、未遂に終わりましたが自殺を図るということがありました。

この場合、妊娠中に薬を飲んでおこる流産や奇形の発生、そのほかの〝危険性〟よりも、抗うつ薬を飲んでうつ状態が改善され、妊娠が継続されるという〝有益性〟のほうが大きいと考えられます。

しかし、いつも問題がこのように明快であるとはかぎりません。

インフォームド・コンセントの重要性

妊婦の場合には、まずその薬の添付文書の妊娠そのほかの注意のところに、なにが書かれているかをよくみてください。そしてその内容を患者さんおよびその家族が理解できるように、よく説明することがたいせつです。患者さんや家族が十分な説明を聞いたうえで納得して、できたら患者さん自身の意志で服薬を決定することが、よくいわれるインフォームド・コンセントです。

しかし、それでも実際には多くの問題があります。特にはっきりと妊婦とわかる場合には、このような注意は十分まもられるとしても、〝妊娠している可能性のある女性〟となると、極端なことをいうと、生殖期間中にある女性は、すべて該当するわけですから、つねに注意が必要であるということになります。

はっきり奇形の報告があると明記されているような薬については、十分な注意が必要です。しかし、一般的には、大部分の薬ではそれほど神経質にならなくてもよいことが多いように思いますが、基本的に妊娠と薬という場合には、さきにのべたことをまもることがたいせつです。

妊娠の時期によってちがう影響

妊娠中の薬の影響といっても、薬が妊娠のどの時期に服用されたかによっても、影響の出方は異なってきます（図14）。

もし胎児にとってきわめて不利な薬を、受精後17日（妊娠約１ヵ月）くらいまでに服用した場合には、流産してしまいます（非顕性流産）。受精後17日から84日（妊娠約１ヵ月から約３ヵ月）までの場合には、流産したり（顕性流産）、さまざまな奇形が発生します。その後の服用では、成長がおくれたりします。

妊娠していることを知らずに、うっかりかぜ薬を服用したといった相談を受けることがありますが、あまり好ましいことではないとしても、なん回か服用しただけなら、ほとんど心配ないと考えられます。

アルコール胎児症

薬だけではなく、妊娠中の過剰なアルコールの摂取で、小頭症、身体発育遅延、知的発達障害などの症状をもった、アルコール胎児症といわれる子どもが生まれる場合があります。妊娠中の過剰な飲酒はさけることがたいせつです。

もちろん夏に暑かったので、ビールを少し飲んだといった程度は、問題にならないと考えられます。

いずれにしろ、「君子危うきに近寄らず」といわれているとおり、

図14　妊娠の経過と薬の影響

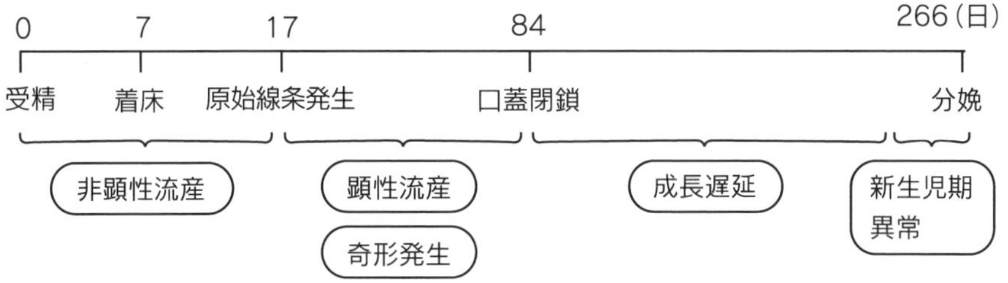

妊娠中には薬だけでなく、そのほかのものの過剰な摂取やストレスなどにも注意する必要があります。

それからインフォームド・コンセントはなんの薬であっても必要で、患者さんに投薬する場合には、その薬について患者さんだけでなく、その家族もふくめて十分な説明を受け、納得していることがたいせつです。

もちろん病名や病状や治療方法などについても同じことがいえます。

10.　薬でおこる困った問題

―依存・耐性・蓄積・薬物アレルギー・特異体質・副作用―

身体依存と精神依存

薬を連用しているうちに、その薬がほしくてほしくてたまらなくなることを依存といいます。依存は、陶酔感をもたらすような薬でよくみられます。

薬への欲求がとても強く、むりに中断すると不安、不穏、発汗、ふるえ、発熱、記憶障害、幻覚などの禁断症状が出現する場合を、身体依存が形成されたといいます。

禁断症状はきたさないけれど、薬への欲求が強いだけの状態を精神依存といいます。

モルヒネは、精神依存も身体依存もおこします。私たちの身近なもので精神依存も身体依存もおこすものとして、アルコールがあります。

コカインは非常に強い精神依存をおこしますが、身体依存はおこさないとされています。私たちの身のまわりでは、タバコが精神依存はおこすけれど、身体依存はおこさないとされています。

耐性との闘い

薬物を連用しているとしだいに効果が落ちてきて、最初使っていた量よりも量をふやさないと、同じ効果がえられなくなることがあります。このように連用した結果、薬の効き方が悪くなることを耐性(たいせい)といいます。

また抗生物質などを連用しているうちに、敵もさるもので、病原菌(びょうげんきん)などがその薬に対する抵抗性を獲得してきて、薬が効かなくなる場合があります。このような菌を耐性菌(たいせいきん)といいます。

特に強い菌のみが生きのびたり、抗生物質を破壊する酵素をもってきたりして、耐性菌ができます。そのなかでも、MRSA（メチシリン耐性黄色ブドウ球菌）は、バンコマイシンくらいしか有効な抗生物質がなく、病院での大きな困り者となっています。

さらに最近は、そのバンコマイシンに対する耐性菌も出てきており、病原微生物(びせいぶつ)と、その感染症を治療する薬物との闘いは今後もずっとつづくといえます。

蓄積と生物学的半減期

吸収されて血液中に入った薬は、しだいに排泄されていきます。血液中の薬の濃度がちょうど半分になるのに必要とした時間を、生物学的半減期(せいぶつがくてきはんげんき)といいます。

生物学的半減期が長い薬は、それだけ作用が長くつづきますし、半減期の短い薬は作用持続が短いことになります。

薬物によって生物学的半減期はいろいろちがいますが、薬によっては、生物学的半減期が7日といった、ものすごく長い薬もあります。

このような半減期の長い薬を、次から次に服用していると、薬がどんどん体にたまってしまい、ひどい副作用をおこすことがあります。これを蓄積といいます。

このような場合には、十分な初期量を投与し、その後少量の維持量を投与していくなどのくふうが必要です。

薬物アレルギーは2種類ある

薬物を使用していて困るもののひとつに、薬物アレルギーがあります。

薬物アレルギーには大きく分けると2種類あります。症状が比較的すぐに出現するのが即時性アレルギー反応で、ツベルクリン反応のように、皮膚反応陽性化が24時間から48時間して、あるいはそれ以上経過して出現するのが遅延性アレルギー反応です。

即時性アレルギー反応には、急速な気道狭窄、咽喉頭部の浮腫などをきたすアナフィラキシー[*1]やじんま疹などがあり、アナフィラキシーのもっともひどい場合にはショック状態になり、そのまま死亡することもあります。

遅延性アレルギー反応には、無顆粒球（細胞）症[*2]、再生不良性貧血などの重症の血液疾患や肝障害や腎障害などがあります。

アレルギーをおこしやすい薬と人

薬物アレルギーには、いくつかの特色があります。どの薬物でも薬物アレルギーを引きおこすわけではなく、おこしやすい薬物があるのがひとつの特色です。

抗生物質、解熱鎮痛薬、ホルモン製剤、ヨード系造影剤などがその例です。

一方、人についてもアレルギー反応をおこしやすい人がいます。これらの人は、同じ薬物か、非常に構造の似た薬物の投与を以前に受けたことがある、いわゆる感作されたことがある人です。

またアレルギー反応は量が少ないからおこらないというのではな

＊1アナフィラキシー　抗原によって感作された人に同一抗原を再度投与するときにみられる即時性反応のことです。

＊2無顆粒球症　血球中の顆粒球（好中球）がほとんど消失し、しばしば重症の感染症を併発する病気です。

く、投与された薬の量とは関係なく引きおこされます。ただし、おこる症状は、薬の量が多ければひどいことになります。

十分な問診を

十分とはいえないとしても、薬物アレルギーを防止するためのもっとも簡単な方法は問診です。

前に内服や注射でなにか症状が出たことがないかどうか、よくたしかめておきましょう。

特異体質とは

ふつう用いられる量（常用量）の薬を服用したときにはげしい副作用が出現する人を特異体質の人といいます。薬物を代謝する酵素が先天的に欠損しているなど、遺伝的な要因が大きく関与しています。

副作用とは

薬の作用で治療の目的とする好ましい作用が主作用、好ましくない作用、望ましくない作用、有害になる作用が副作用です。副作用というとなにか副次的に出てくる作用という感じがしますが、ほんとうは望ましくない作用なので、むしろ有害作用とよぶほうがよいという意見もあります。

副作用は、主作用と同じ薬理作用でおこる場合もありますし、それとはまったく別の薬理作用でおこる場合もあります。

単に薬の量が多すぎて副作用をおこしている場合もよくあります。まず薬の減量や中止でようすをみるとともに、必要なら副作用に対する処置もたいせつです。

1章

神経系に作用する薬

1. 痛みをとる
2. 眠りをよくする
3. 熱を下げる
4. 向精神薬
5. アルコールの作用
6. てんかんを治療する
7. パーキンソン病を治す
8. 認知症を治療する
9. 自律神経系に作用する薬
10. 筋肉を弛緩させる

1　痛みをとる

●全身麻酔薬　●局所麻酔薬　●解熱鎮痛薬
●オピオイド鎮痛薬　●鎮けい薬　●片頭痛治療薬

1　なぜ痛いのか

体の痛み・腹の痛み（体部痛と内臓痛）

痛みは臨床のどの科でも経験される症状で、どのようにして痛みをやわらげるかは治療上もっともたいせつなことです。痛みをとめる薬の説明のまえに、まず痛みについて説明しましょう。

ひとくちに痛みといっても、頭痛、腹痛、神経痛、腰痛、歯痛、生理痛、陣痛などたくさんあります。しかし、これらの痛みも大きく2つに分けることができます。

ひとつは体部痛といわれるもので、頭痛、神経痛、腰痛などの痛みがこれです。もうひとつは内臓痛で、いわゆる腹痛といわれるものです。これらの2種類の痛みは、それがおこるメカニズムが少しちがっています。そのため痛みをとめるために使用される薬物もちがってきます。

痛みをどうして感じるか

痛みがどのようにして感じられるかは図1―1に示したとおりです。

たとえば、指の先に押しピンが刺さったとします。すると押しピンで傷つけられ、こわれた指の細胞から痛みをおこす物質（疼痛物質）が組織に出てきます。疼痛物質としてはブラジキニンやヒスタミンなどが考えられていますが、日ごろ疼痛物質は細胞のなかに蓄えられているので、痛みを感じなくてすみます。

図1-1　どうして痛いのか

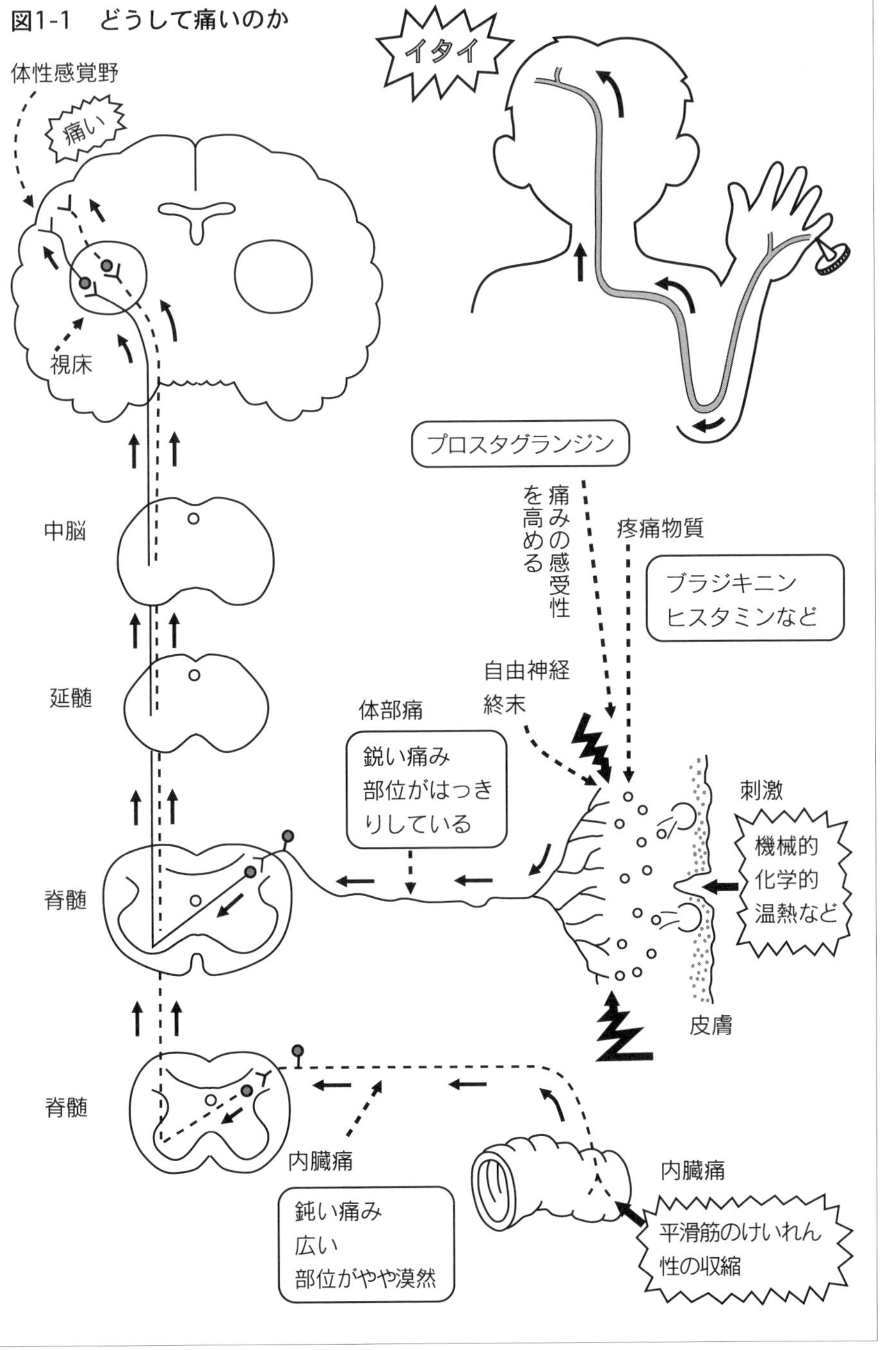
体性感覚野
痛い
視床
中脳
延髄
脊髄
脊髄
イタイ
プロスタグランジン
痛みの感受性を高める
疼痛物質
ブラジキニン
ヒスタミンなど
自由神経終末
体部痛
鋭い痛み
部位がはっきりしている
刺激
機械的
化学的
温熱など
皮膚
内臓痛
鈍い痛み
広い
部位がやや漠然
内臓痛
平滑筋のけいれん性の収縮

出てきた疼痛物質は、知覚神経の自由神経終末の痛みの受容器を刺激します。ここで痛いという信号が発生し、それが神経に伝えられたことになります。このときプロスタグランジンという物質が出てきて疼痛物質への感受性を増すように作用します。

この痛いという信号は、脳に向かう神経に伝えられ、脊髄に入り、脊髄のなかをさらに上のほうに上がっていき、脳の視床という場所をとおって、最終的には大脳皮質の体性感覚野に伝えられます。そこではじめて私たちは、どこが痛いかを知ることになります。

このように痛いという情報が、刺激のある場所から神経のなかを脳まで伝えられて、私たちは痛いと感じるわけです。それに対して脳はどの場所が痛いか、どうしたらよいかを判断し、押しピンを取るという行動をおこすことになります。

余談ですが、熱湯に手をつけたようなときには、こんな悠長なことはしていられませんので、痛みの信号は脊髄ですぐに運動の神経に伝えられ、瞬間的に手を動かします。これは脊髄反射といわれます。

痛みの特色

次に痛みのいくつかの特色をあげておきます。音を聞いたり、物をみたりといったときに、刺激となっているのは、それぞれ音と光です。しかし、痛いという感覚の場合には、みたり聞いたりといった感覚とは条件がずいぶんちがいます。

つまり、私たちが痛いと感じるのは、皮膚が切れたり、ハイヒールのかかとで踏まれて皮膚が強く圧迫されたり、つねられて皮膚が強くひっぱられるといった、いろいろな物理的な刺激が皮膚に加えられたときです（前ページ図１－１）。

そのほかに熱湯が手にかかったり、氷を長く手にのせておくと痛くなるなど、温度の強い変化も痛みを引きおこす刺激になります。また酸やアルカリなどの薬品でも、痛みを感じます。（図１－２）。

このように痛みをおこす刺激はたくさんあることがひとつの特色

図1-2　痛みの特色

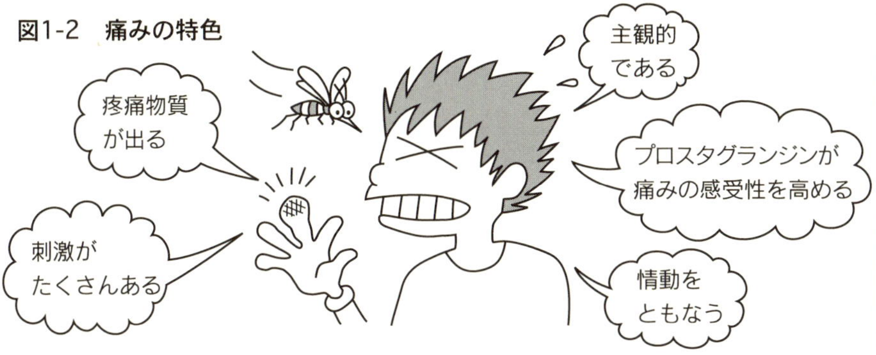

疼痛物質
が出る
刺激が
たくさんある
主観的
である
プロスタグランジンが
痛みの感受性を高める
情動を
ともなう

です。これらの刺激を受けたときに疼痛物質が出てくることになります。

また、プロスタグランジンが出てきて痛みの感受性を高めます。

他人のけがの痛みや火傷（やけど）の痛みは、ある程度推測できますが、頭痛や腰痛になると本人しかわかりません。さらに、面白いテレビを一生けんめいみている時など、痛み以外のなにかに気を奪われていると痛みを忘れてしまうこともあります。このように痛みは非常に主観的であるのも特色です。

もうひとつの特色は、痛みは多くの場合情動をともないます。情動というのは強い感情のことで、不安、恐怖、快、不快、抑うつなどのことをいいます。一般的に痛いときには、私たちは痛みと同時に、不安や抑うつなどの情動を感じており、それがさらに痛みを強めていることも多いのです。

2　痛みをとめる

それではどういうメカニズムで、痛みをとめたらよいかを考えてみましょう。

47ページ図1―3を見ていただければわかるように、痛みのとめ方にはいろいろあり、それぞれに使われる薬物があります。

全身麻酔薬

まず意識がなければ痛みを感じません。意識を消失させて、痛みをふくめたいろいろな感覚をなくしてしまうのがエンフルランやイソフルランや笑気*などの吸入で用いられる全身麻酔薬です。

これらの薬は、脳の意識を維持している部分を麻痺させて意識をなくさせます。そのほかにチオペンタールやケタミンなどの静脈内注射で用いられる全身麻酔薬もあり、静脈内麻酔薬といわれます。

全身麻酔薬は、いうまでもなく、手術のとき以外の一般的な痛みをとるために用いられることはまずありません。しかし、笑気だけは鎮痛作用が強く、しかもあまり深い麻酔に入らないので、歯科手術や分娩などで用いられることがあります。静脈内麻酔薬は、吸入麻酔をするために気管内に挿管するときにもっともよく用いられます。

局所麻酔薬

痛いという信号が脳まで伝わらないと私たちは痛みを感じないわけですから、次の方法は神経のなかを伝わる痛みの信号をどこかでとめてやることです。

このような作用メカニズムで、痛いという信号を伝えている知覚神経を麻痺させて、脳までその信号が伝わらなくするのがプロカインやリドカインなどの局所麻酔薬です。この場合には痛みを伝える神経だけでなく、他の信号を伝える神経も麻痺させてしまいますので、さわった感じなどもいっしょになくなります。線維が細い神経ほど麻酔されやすいので、感覚神経のなかでは、痛み、冷温覚、触覚、深部知覚の順で麻酔されます。

神経のどこで信号をとめるかで、麻酔される体の範囲が変わります。脊髄に知覚神経が入るクモ膜下腔に局所麻酔薬を入れると下半身といった広い範囲の感覚がなくなります。これが腰椎麻酔です。

また指のけがの縫合のように比較的せまい範囲の麻酔のときには、その部位に局所麻酔薬を注射します。この方法は浸潤麻酔といわれます。

＊笑気　N_2O、亜酸化窒素。ガス吸入麻酔薬のことです。

図1-3　痛みをとる

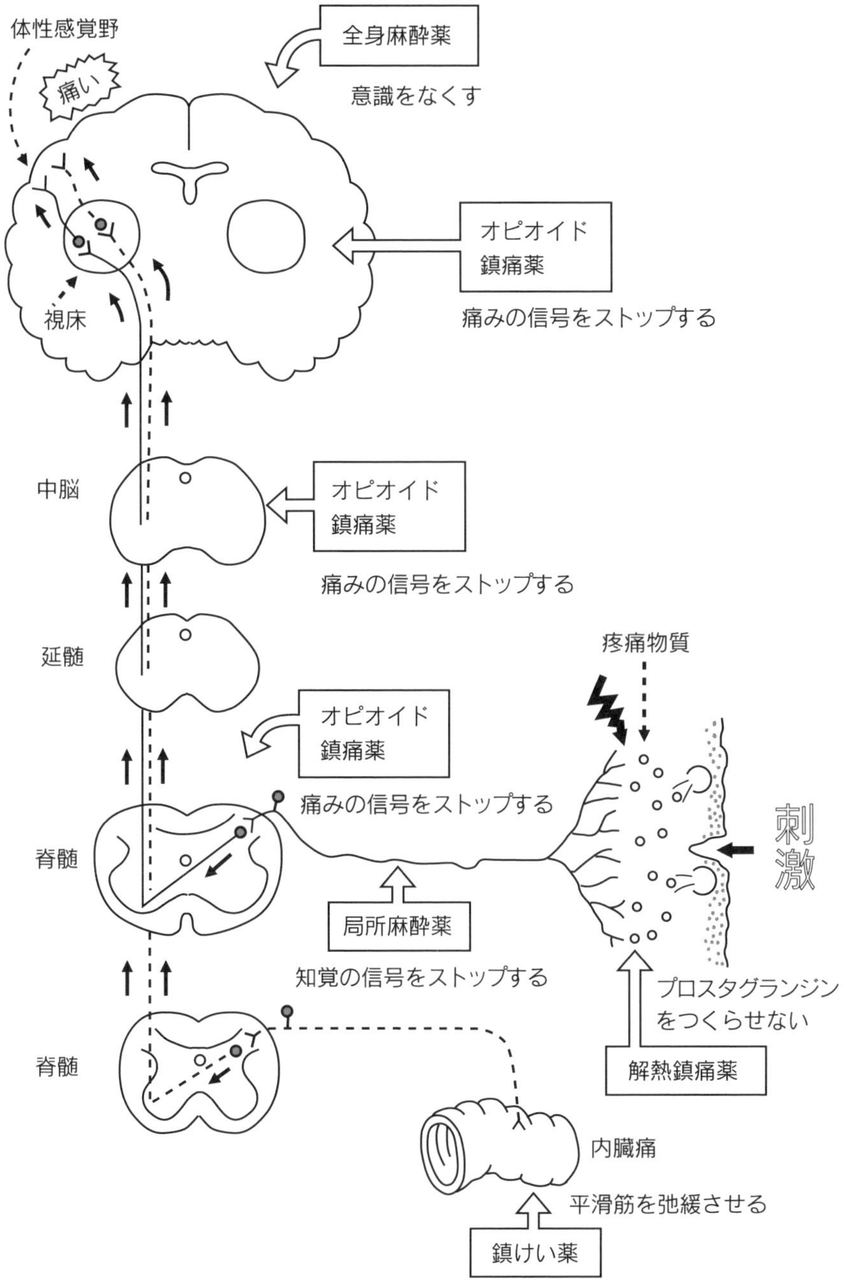
体性感覚野
痛い
全身麻酔薬
意識をなくす
視床
オピオイド
鎮痛薬
痛みの信号をストップする
中脳
オピオイド
鎮痛薬
痛みの信号をストップする
延髄
疼痛物質
オピオイド
鎮痛薬
痛みの信号をストップする
脊髄
刺激
局所麻酔薬
知覚の信号をストップする
プロスタグランジン
をつくらせない
脊髄
解熱鎮痛薬
内臓痛
平滑筋を弛緩させる
鎮けい薬

そのほかに粘膜や皮膚の表面だけを麻酔するのが表面麻酔で、リドカインやテトラカインなどの浸透しやすい薬が胃カメラや食道鏡などの検査のために用いられます。

解熱鎮痛薬

プロスタグランジンは疼痛物質によっておこる痛みの感受性を高めます。そのためプロスタグランジンが出てくると痛みが非常に強くなります。

アスピリンやスルピリンなどの解熱(げねつ)（性(せい)）鎮痛薬は、プロスタグランジンを合成するシクロオキシゲナーゼ（COX）という酵素の働きをおさえて、プロスタグランジンがつくられるのをへらします。そのためにプロスタグランジンによっておこされていた疼痛物質に対する痛みの神経の過敏さも改善され、痛みが緩和(かんわ)されます。

解熱鎮痛薬は、このような作用メカニズムで鎮痛作用を現しますから、意識がなくなったり、他の感覚が麻痺したりすることがなく、痛みをとめることができます。解熱鎮痛薬は頭痛や腰痛や歯痛などの体部痛には有効ですが、内臓痛には一般的にはほとんど効きめがありません。解熱鎮痛薬には、そのほかに発熱した患者の熱を下げる作用もあります。

一方、プロスタグランジンは、いろいろな臓器の血流を増やす作用をもっています。そのため解熱鎮痛薬使用時に特に問題になるのは胃です。胃がちゃんと働いたり、胃酸からまもられるためには、胃の粘膜の血液の流れが十分にあることが必要です。ところが、解熱鎮痛薬によって合成がおさえられて、プロスタグランジンが減少すると、胃の血流が悪くなってしまいます。

これが解熱鎮痛薬でよくみられる胃痛や胃の不快感などの副作用のメカニズムです。ひどいと潰瘍ができることもあります。シクロオキシゲナーゼ（COX）にはCOX 1とCOX 2とがあり、COX 1は胃粘膜に多く、COX 2は炎症と関連して発現が増えます。胃の障害をおこさないためには、エトドラクやメロキシカムなどのＣＯＸ２に選択性のある薬の方が有利です。

オピオイド鎮痛薬

もっとも強力な鎮痛薬がモルヒネを代表とするオピオイド（麻薬性）鎮痛薬です。オピオイド鎮痛薬は、痛みの信号を伝えている神経を脊髄や脳の途中で遮断（しゃだん）して、痛みの信号が脳まで伝えられないようにして痛みをやわらげます。そのため解熱鎮痛薬と同じように痛みだけをとめることができます。オピオイド系（けい）薬物がくっつく部位がオピオイド受容体です。

麻薬に指定されていないペンタゾシンもオピオイド鎮痛薬で、強力な鎮痛作用をもっておりよく使用されます。

オピオイド鎮痛薬は、作用が非常に強力なので、体部痛にも内臓痛にも有効ですし、骨折などのひどい痛みやはげしい腹痛や心筋梗塞（しんきんこうそく）の痛みなどにも有効です。

最近は癌のはげしい痛みをやわらげ、患者さんのQOL（Quality of Life　生活の質）を高めるために、経口投与によるモルヒネの長期的な使用が推奨されています（癌の痛みからの解放）。

鎮けい薬

腹痛の大部分は内臓痛です。では腹痛がどうしておこるかを考えてみましょう。

基本的に内臓から痛いという信号が脳まで伝えられたときに、痛みを感じるのは体部痛といっしょですが、体部痛が皮膚を切られたり、圧迫されたりしたときにおこるのに対して、胃や腸などの臓器は切られても痛いとは感じません。胃や腸などの臓器は平滑筋（へいかつきん）という筋肉からできており、その筋肉が収縮（しゅうしゅく）することで食べ物を混ぜたり、移送したりしています。この平滑筋が、急に非常に強く収縮してしまうことがあります。このような平滑筋のけいれん性の収縮がおこったとき、つまり胃や腸がけいれん性に収縮しているという信号が脳に伝えられて、私たちは痛みを感じることになります（43ページ図１―１）。

したがって、この痛みをとめたければ、平滑筋のけいれん性の収縮をおさえる薬を使うことになります。この薬が鎮けい薬といわれます。ブチルスコポラミン臭化物はよく用いられる鎮けい薬です。

またこのような痛みの信号は、オピオイド鎮痛薬でもとめることができるため、オピオイド鎮痛薬は内臓痛にも有効ということになりますが、解熱鎮痛薬は、痛みに対して敏感にさせるプロスタグランジンの合成をおさえて作用しますので、腹痛にはほとんど効きません。

片頭痛治療薬

頭痛は多くの人が経験したことのある症状です。血管性の片頭痛と筋肉の収縮と関係した緊張性頭痛が主なものです。片頭痛のおこり方は次のようなものです。まず脳の血管のなかで血小板からセロトニンが異常に出てきて、血管の収縮をおこします。その後セロトニンがなくなってくると、血管は逆に拡張して、その結果血管の周囲の三叉神経を刺激して、サブスタンスPをはじめとした神経炎症物質を出させ、ひどい頭痛を引きおこします（図1－4）。セロトニンによる血管収縮をおさえるスマトリプタンをはじめとするトリプタン系薬が開発

図1-4　片頭痛を治す

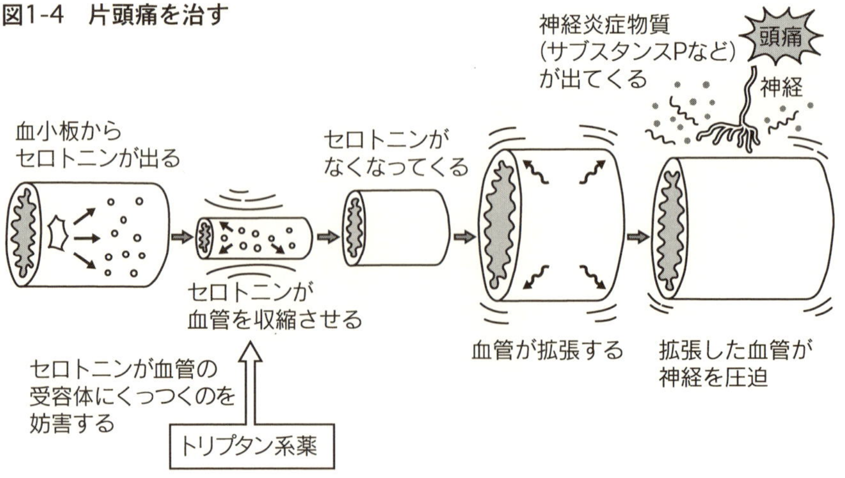

され、片頭痛がずいぶん改善されるようになりました。

どのように使われるか

一般的に痛みをとるために用いられる薬は、解熱鎮痛薬とオピオイド鎮痛薬です。腹痛であれば鎮けい薬が用いられます。非常に強い痛みにはオピオイド鎮痛薬が有効です。

もちろん全身麻酔薬や局所麻酔薬は手術のときに用いられますし、局所麻酔薬は粘膜も麻痺させますので、胃カメラや食道鏡などの検査のときの粘膜の麻酔にも使用されます。

●よく使われる薬　この欄の利用法は次ページ参照

■全身麻酔薬 P.46

一般名	商品名
【吸入麻酔薬】	
亜酸化窒素（笑気）	亜酸化窒素
イソフルラン	フォーレン
エンフルラン	エトレン
【静脈麻酔薬】	
ケタミン塩酸塩	ケタラール
チアミラールナトリウム	イソゾール
チオペンタールナトリウム	ラボナール
ミダゾラム	ドルミカム

■局所麻酔薬 P.46

一般名	商品名
ジブカイン塩酸塩	ペルカミン
テトラカイン塩酸塩	テトカイン
プロカイン塩酸塩	オムニカイン
メピバカイン塩酸塩	カルボカイン
塩酸リドカイン	キシロカイン

■解熱鎮痛薬 P.48

一般名	商品名
アスピリン	アスピリン
アセトアミノフェン	アンヒバ／カロナール
インドメタシン	インダシン
エトドラク	ハイペン
ジクロフェナクナトリウム	ボルタレン
スルピリン水和物	メチロン
メフェナム酸	ポンタール
メロキシカム	モービック

■オピオイド鎮痛薬 P.49

一般名	商品名
【麻薬性オピオイド鎮痛薬】	
アヘンアルカロイド・アトロピン配合	オピアト
アヘンアルカロイド・スコポラミン配合	オピスコ

ドロペリドール・フェンタニルクエン酸塩	タラモナール
フェンタニル	デュロテップ
ペチジン塩酸塩	オピスタン
モルヒネ塩酸塩水和物	アンペック
モルヒネ・アトロピン配合	モヒアト
硫酸モルヒネ徐放剤	MSコンチン
【非麻薬系オピオイド鎮痛薬】	
塩酸ペンタゾシン	ソセゴン／ペンタジン

■鎮けい薬——P.49

一般名	商品名
ブチルスコポラミン臭化物	ブスコパン
メチルオクタトロピン臭化物	バルピン

■片頭痛治療薬——P.50

一般名	商品名
スマトリプタン	イミグラン
ゾルミトリプタン	ゾーミッグ

この欄の利用のしかた

各節の終わりにこの欄のようによく使われる薬の一般名と商品名があげられています。序章４．「わからない薬の調べ方」（19ページ参照）でのべた方法で、あなたの病院で使われている薬の一般名を調べてください。その商品名をこの欄の商品名の所に書きくわえておくと利用するのに便利です。

2 眠りをよくする

●睡眠薬

1　ねむれないということ

睡眠の経過

ほとんどの人がねむれなくて困ったという経験を今までにもっていると思います。しかし、ひとくちに不眠といっても、いくつかの型がありますし、その原因もさまざまです。不眠をうったえる患者さんの場合、その原因をさぐること、原因に応じた治療を行うこと、不眠の型に応じた薬を使用することがたいせつです。

一晩の眠りのようすを54ページ図２－１に示しました。夜になって一定の時間になるとねむりはじめて、やがて深い眠りになり、ときには夢をみていたり、夜間にちょっと起きたりしながら、７～８時間して朝がくると自然に目がさめます。

不眠のタイプ

寝つきが悪いという不眠を、入眠障害あるいは就眠障害といいます（次ページ図２－１）。ベッドに入ってもなかなか寝つけないというタイプです。若い人の不眠に多いタイプですが、旅行などで寝る場所が変わったり、心配事があったりするとふつうの人でもよく経験することがあります。

眠りが浅くて、夜中にちょこちょことなん回も目がさめて、よくねむれなかったというタイプの不眠を、熟眠障害あるいは中途覚醒といいます。熟眠障害も場所が変わったり、暑苦しかったり、騒音があったりすると、ふつうの人でもよく経験する不眠です。

図2-1　睡眠の経過と不眠

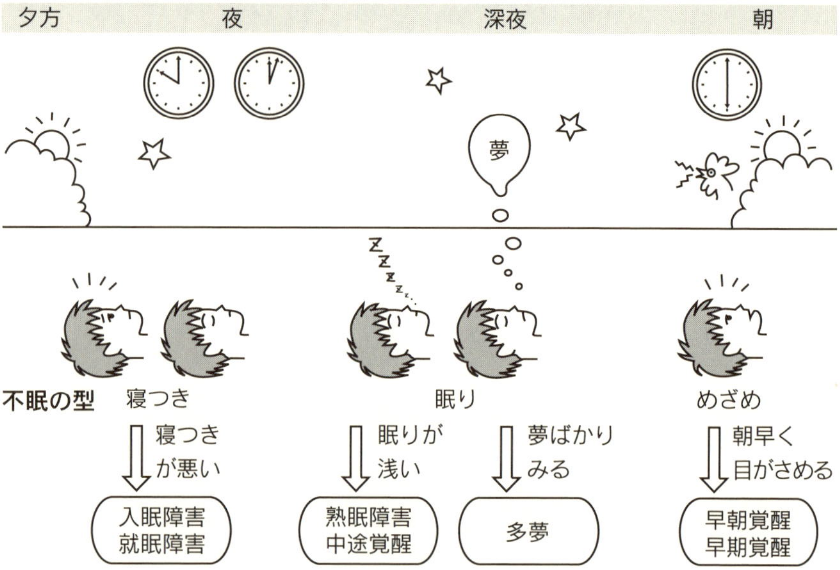

ねむっていてよい時間はまだ十分にあるのに、朝早く目がさめてしまって、もう寝つけないというタイプの不眠を、早朝覚醒あるいは早期覚醒といいます。高齢者の不眠やうつ病の不眠に多いタイプです。

一晩中夢ばかりみていて、よくねむれなかったというタイプの不眠もあり、多夢(たむ)とよばれます。

2　記録された睡眠

脳波を調べる

私たちの意識の状態を知るためのすぐれた方法は脳波(のうは)*の記録です。脳波のほかに、筋電図(きんでんず)や眼球(がんきゅう)運動などを一晩中記録することで、私たちの一晩の眠りが、昔考えられていたほど単純ではないことがしだいに明らかにされてきました。

＊脳波　頭皮上から記録される脳の電気的活動の変動。α波、β波、δ波、θ波に分けられます。

図2-2　睡眠の型

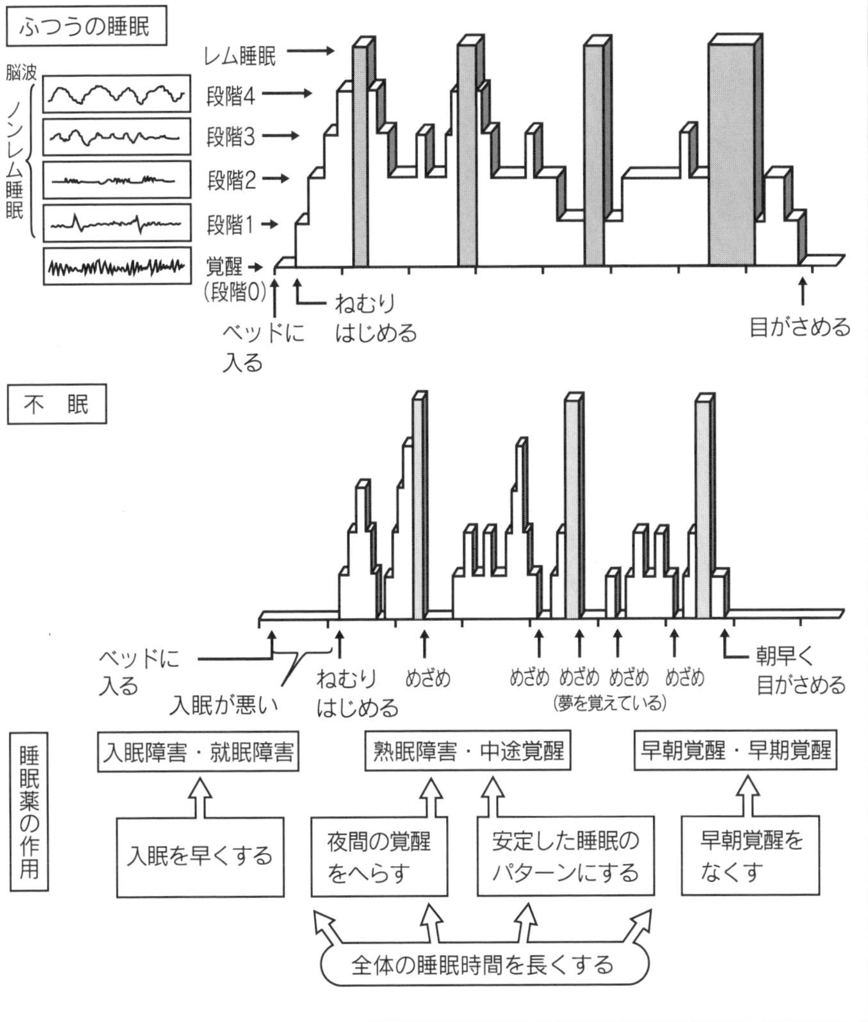

私たちが目をとじて安静にしているときには、脳波としては１秒間に８〜13個の波であるα波が記録されています。しかし、少しずつねむくなってくると、α波がしだいに出なくなり、その代わりにα波よ

りもっとゆっくりした波が記録されるようになります。

さらに眠りが進みますと、１秒間に３個以下といった、もっとゆっくりした波が出てきます。このような脳波が記録されるときには、私たちは完全にねむっています。

レム睡眠とノンレム睡眠

1957年にこれとはまったくちがう睡眠(すいみん)があることが発見されました。この睡眠の時期には、脳波は軽い睡眠のようなパターンを示していますが、興味あることに、急速に眼球が動いており、しかも筋肉が弛緩(しかん)しています。この特殊な睡眠の時期を、急速眼球運動（rapid eye movement）の頭文字をとって、REM（レム）睡眠とよびます。

それに対して、先にのべたゆっくりした波が出る睡眠の時期をノンレム（NREM）睡眠といいます。

つまり、私たちの一晩の眠りは、ノンレム睡眠とレム睡眠とからなっています。レム睡眠は、大人では睡眠全体のほぼ20％を占め、残りの80％がノンレム睡眠ということになります。

なぜこのように分けることがたいせつかといいますと、それぞれの睡眠の時期におこる現象が大きく異なるからです。私たちはレム睡眠のときに多くの夢をみていますし、またノンレム睡眠では安定している血圧(けつあつ)や呼吸(こきゅう)や脈拍数(みゃくはくすう)などがレム睡眠では大きく乱れ、男性ではペニスの勃起(ぼっき)がおこります。

3　ねむれないときの睡眠の型

ではねむれないときには、一晩の記録された睡眠はどうなっているのでしょうか。前ページ図２―２に示したように、よくねむれたときには全体の睡眠時間が長く、寝つくまでの時間が短く、夜間の覚醒回数が少なく、覚醒時間が短いといった記録がされています。

これに対して、不眠のときの睡眠の型は大いに異なっています。つまり、寝つくまでに時間がかかり、全体の睡眠時間が短く、夜の覚醒

図2-3　睡眠薬の作用

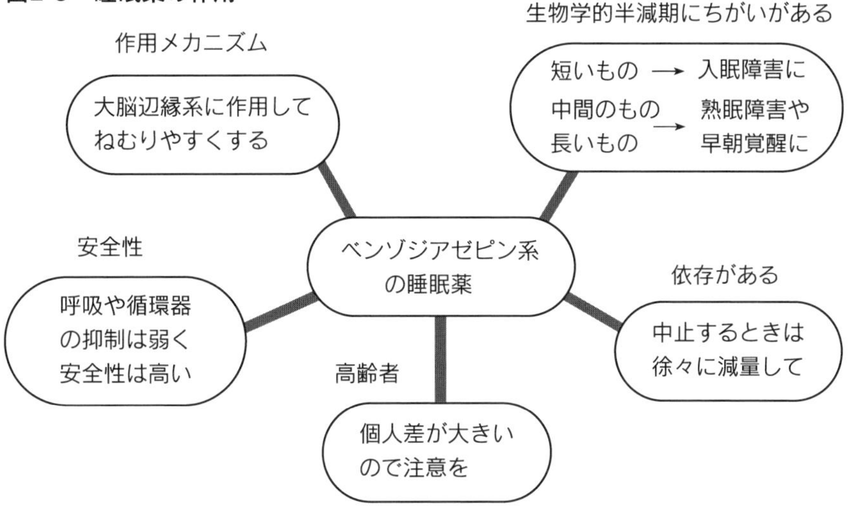
生物学的半減期にちがいがある
作用メカニズム
短いもの → 入眠障害に
中間のもの
長いもの → 熟眠障害や早朝覚醒に
大脳辺縁系に作用してねむりやすくする
安全性
ベンゾジアゼピン系の睡眠薬
依存がある
呼吸や循環器の抑制は弱く安全性は高い
中止するときは徐々に減量して
高齢者
個人差が大きいので注意を

時間が長く、覚醒の回数も多く、朝も早く目がさめています。

4　睡眠薬はどんな作用を示すか

現在用いられている睡眠薬は、ほとんどがベンゾジアゼピン系の睡眠薬かそれと類似したものですので、ベンゾジアゼピン系の睡眠薬の作用についてのべます（図２―３）。

これらの薬物の作用メカニズムはまだ十分には明らかにされていませんが、脳（辺縁系）の働きを抑制すると考えられ、強引にねむらせるというより、睡眠しやすくさせるといったニュアンスがあります。もちろん量が増えれば抑制が強くなり、深くねむることになります。

ニトラゼパムやフルラゼパムなどのベンゾジアゼピン系の薬を服用しますと、睡眠の型の改善がみられます。つまり、寝つきがよくなり、全体の睡眠時間が長くなり、夜間の覚醒の回数や時間が減少します。睡眠時間が延びますから、朝早く目がさめるのも改善されます。

レム睡眠は少し減少することがありますが、そんなにひどいものではありません。

5　睡眠薬の特徴を知る

ベンゾジアゼピン系およびそれに類する睡眠薬では、本質的にはその作用メカニズムに大きなちがいはありません。ちがいが大きいのは生物学的半減期(せいぶつがくてきはんげんき)で、そのため作用の持続がちがってきます。

生物学的半減期というのは、血液中の薬物の濃度が半分になるのに必要な時間のことで、これが長い薬は作用が長くつづくことになります。生物学的半減期の短い短時間作用型は入眠障害に適しており、作用時間が中間の中間型や長い長時間型のものは熟眠障害や早朝覚醒などに有効です（前ページ図２－３）。

6　使用上の注意

睡眠薬の問題は、薬に頼ろうとする精神的依存(いぞん)がみられることです。不眠の患者さんは、不眠をおそれながら、矛盾(むじゅん)したことですが、一方では睡眠薬を連用(れんよう)することをおそれているといった傾向があります。薬だけでねむろうとするのではなく、薬がなくてもねむれるように、うまく睡眠準備状態をつくっていくような指導もたいせつです。

一方、ベンゾジアゼピン系の薬物は安全性も高い薬ですので、強引に休薬(きゅうやく)させるのではなく、睡眠薬を使用しながらうまくねむれるような指導をあわせてしていくことも必要と考えられます。

これらの薬物は安全ですが、特に高齢者に使用する場合は、薬に対する感受性の個人差が大きいので注意する必要があります。十分すぎるくらい慎重に少量から服薬してもらうことがたいせつです（57ページ図２－３）。

短時間作用型の薬物は突然中止すると、急にねむれなくなること

（反跳性不眠）がありますので、しだいに減量したり、半減期の少し長い薬に切りかえてから薬物を中止するといったくふうも必要です。

さらにベンゾジアゼピン系の睡眠薬のある種のものでは、飲んだあとのことを覚えていないという健忘をおこすことも知られていますので、使用量に注意する必要があります。

このようにベンゾジアゼピン系の睡眠薬にはいくつかの問題点もありますが、呼吸器や循環器に対する抑制作用が弱いことなどから考えても、安全性の高い有効な睡眠薬であるといえます。

7　新しい睡眠薬

最近ベンゾジアゼピン系薬物とは作用機序の異なる睡眠薬が使われはじめました。ひとつはメラトニン受容体作用薬のラメルテオンで、メラトニン受容体に作用して睡眠覚醒サイクルを正常化し生理的睡眠をもたらします。もうひとつはスボレキサントで、脳の視床下部のオレキシン受容体に拮抗薬として作用してオレキシンが覚醒システムを刺激するのを抑制し睡眠に導きます。

●よく使われる薬

■睡眠薬―――――――P.57

一般名	商品名
【ベンゾジアゼピン系睡眠薬】	
エチゾラム	デパス
クアゼパム	ドラール
トリアゾラム	ハルシオン
ニトラゼパム	ベンザリン／ネルボン
ニメタゼパム	エリミン
フルニトラゼパム	ロヒプノール
フルラゼパム塩酸塩	ダルメート
ブロチゾラム	レンドルミン
【非ベンゾジアゼピン系睡眠薬】	
ゾピクロン	アモバン
ゾルピデム酒石酸塩	マイスリー
【メラトニン受容体作用薬】	
ラメルテオン	ロゼレム
【オレキシン受容体拮抗薬】	
スボレキサント	ベルソムラ

3 熱を下げる

●解熱鎮痛薬

1　体温調節のメカニズム

熱の産生と放散

私たちの体温は、通常36.5℃前後に保たれています。朝目がさめる前くらいが一番低く、その後しだいに上昇し、夕方くらいに一番高くなるといったゆるやかなリズムがあります（図３－１）。

安静にした状態で熱を産生する臓器は、肝臓、筋肉、脳、心臓、腎臓などですが、運動すれば筋肉が大いに熱を発生することになります。

一方、この熱を体の外に出すのに大きく寄与するのは、血液の流れと発汗（汗をかく）です。

血液の流れがふえたり、血管が拡張すれば、熱が体の外に逃げていきますし、逆に血液の流れがへったり、血管が収縮すれば、熱が逃げるのが少なくなります。

汗は皮膚の表面で蒸発するときに気化熱をうばうので、汗が出ると体から熱が出ていくことになります。

皮膚の脂肪は、一種の熱を絶縁する組織になっていて、外からの寒さも防ぎますが、体の熱が外に出ていくのも防ぎます。

体温調節中枢は視床下部にある

このような調節は、交感神経系と副交感神経系とで行われますが、それをさらに調節する体温調節中枢は脳の視床下部にあります。ここで体温があらかじめきめられた設定値になるように調節していると

図3-1　体温の調節

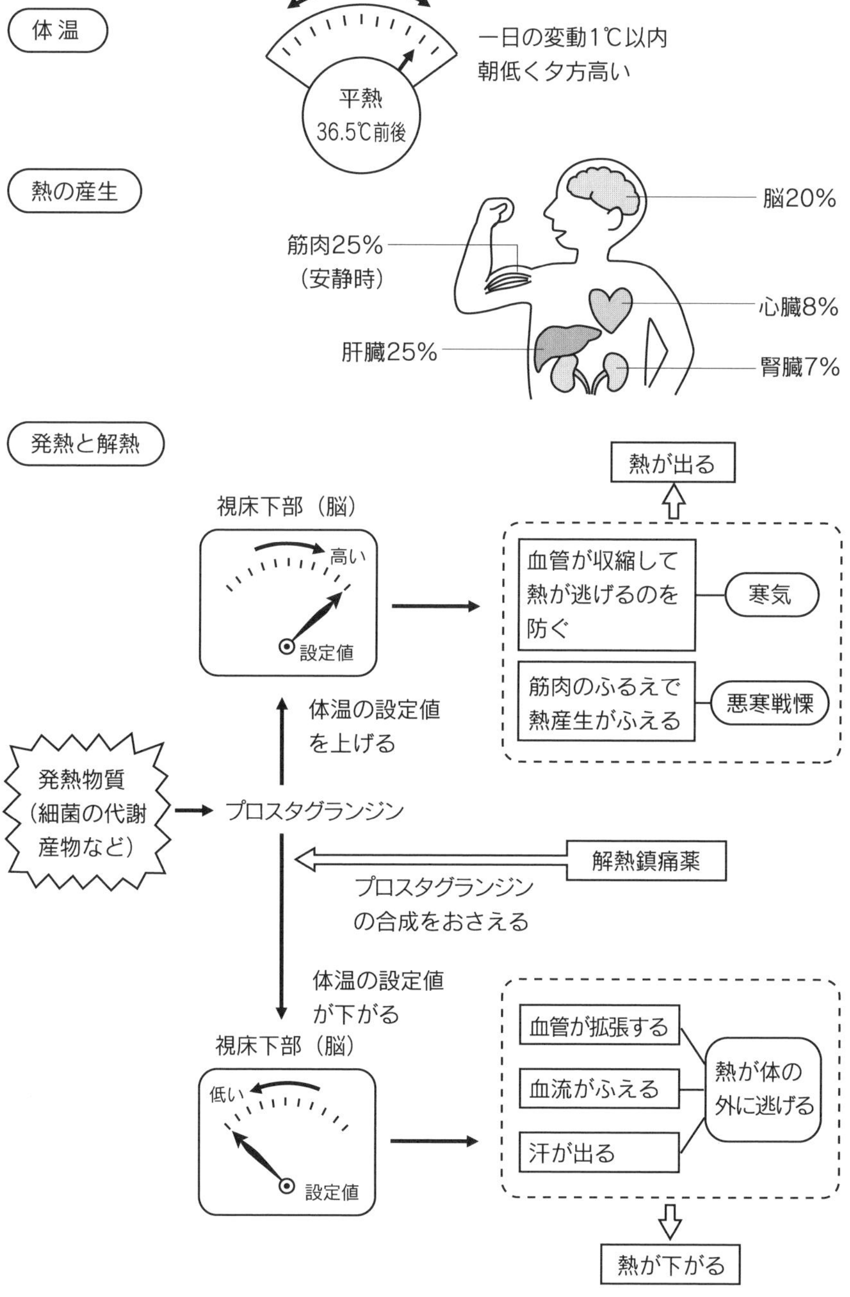

体温
一日の変動1℃以内
朝低く夕方高い
平熱
36.5℃前後
熱の産生
脳20%
筋肉25%
（安静時）
心臓8%
肝臓25%
腎臓7%
発熱と解熱
熱が出る
視床下部（脳）
高い
設定値
血管が収縮して熱が逃げるのを防ぐ
寒気
筋肉のふるえで熱産生がふえる
悪寒戦慄
体温の設定値を上げる
発熱物質（細菌の代謝産物など）
プロスタグランジン
解熱鎮痛薬
プロスタグランジンの合成をおさえる
体温の設定値が下がる
視床下部（脳）
低い
設定値
血管が拡張する
血流がふえる
汗が出る
熱が体の外に逃げる
熱が下がる

考えられています。

この設定値を上昇させる物質として、プロスタグランジンが考えられています。

2　熱を下げる

発熱物質

私たちが細菌（さいきん）に感染（かんせん）したりすると、細菌がいろいろな物質を出します。これらの物質が熱を出させる発熱物質となります。発熱物質がプロスタグランジンを仲だちとして、体温の設定値をふだんの設定値よりも上げてしまい、その結果体温が高くなる、つまり熱が出ることになります。最初は熱が逃げるのを防ごうと血管が収縮して寒気（さむけ）がし、次に熱の産生（さんせい）をふやす（熱が出る）ために、いわゆる悪寒戦慄（おかんせんりつ）という筋肉のふるえがきて熱が出ます（前ページ図３－１）。

解熱鎮痛薬

アスピリンやスルピリンなどの解熱鎮痛薬（げねつちんつうやく）は、プロスタグランジンの合成をおさえることで、高く設定されていた体温の設定値を元にもどし、熱を下げようとします。

その結果、血管が拡張し、血流がふえ、熱が体の外に出ていき、体温を下げると考えられています。発汗も体温を下げるのにある程度関係していると思われます。

●よく使われる薬

■解熱鎮痛薬――――――――――P.62

一般名	商品名
アスピリン	アスピリン
アスピリン・ダイアルミネート配合	バファリン
アセトアミノフェン	アンヒバ／カロナール
スルピリン水和物	メチロン

4 向精神薬

●抗精神病薬　●抗うつ薬
●抗躁薬　●抗不安薬

1　向精神薬とは

向精神薬というのは、中枢神経系に作用して、おもに精神の働きや不安や恐怖、抑うつなどの情動や行動に影響をあたえる薬のことをいいます。精神科や心療内科で使われる薬ですが、ストレスが大いに問題にされる現代では、そのほかの科でもよく使われます。

治療に使われる向精神薬には、抗精神病薬、抗うつ薬、抗躁薬（躁病治療薬）、抗不安薬があります（次ページ図４－１）。

これらの薬以外に、大麻、マリファナ、LSD25などの幻覚をおこす薬も、厳密な意味では幻覚薬として向精神薬に分類されますが、使用や取りあつかいなどは、きびしく法律で取りしまられていますし、治療には用いられません。ここでは、抗精神病薬、抗うつ薬、抗躁薬、抗不安薬の作用についてのべます。

2　統合失調症を治療する

抗精神病薬

主として統合失調症*を治療するための薬といってもよいのがクロルプロマジンやハロペリドールなどの抗精神病薬です。抗精神病薬が使われだしたのは、20世紀のなかばごろからですが、それ以後精神病の治療は大きく変わりました。多くの精神病院では、閉鎖病棟から開放病棟が中心となり、外来で治療できる患者さんがふえましたし、そ

＊統合失調症　長い間精神分裂病とよばれてきましたが、現在は統合失調症とよばれています。

図4-1　向精神薬のおもな使われ方

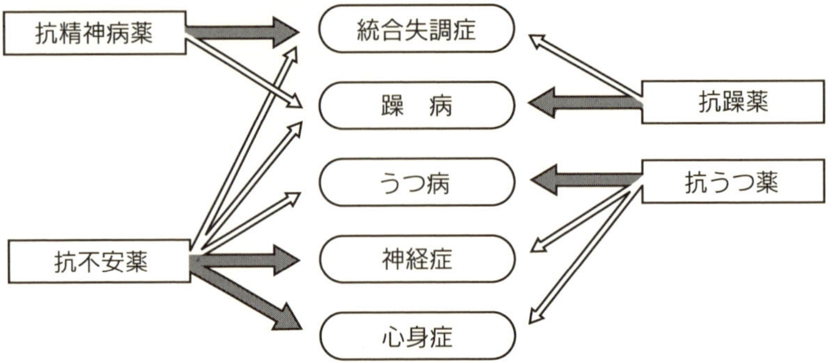

のためデイケア[*1]などもできるようになってきました。

統合失調症の症状

統合失調症というのは、ひとりでポツンとしていてなにもしない無為(むい)・自閉(じへい)、誤った考えをしっかりと信じこんでいる妄想(もうそう)、実際には声が聞こえたりしていないのに声が聞こえる幻聴(げんちょう)などを主とする精神疾患(しっかん)です。これらの症状のため、他の人からみたら奇妙に思えるような行動をしたり、はげしく興奮したり、まったくねむらなくなったりするようなこともあります。

そのとき脳のなかでは

統合失調症がどうしておこるのか、そのとき脳のなかではどんなことがおこっているのかは、まだ明らかではありません。

しかし多くの研究結果からいわれてきたのは、統合失調症の患者さんでは、脳のドパミン[*2]（ドーパミン）神経の働きが過剰(かじょう)になっているのではないかという説です。

統合失調症の治療に長い間使われてきたクロルプロマジンやハロペリドールなどをはじめとして、最近よく使われているドパミン部分作用薬（DPA）であるアリピプラゾールなど、抗精神病薬のほとんどのものが、ドパミン神経を遮断(しゃだん)する作用をもっています。そこで、少

＊1デイケア　精神科医療の治療で、昼間は医療施設でケアを受け、夜は家に帰る在宅療法です。
＊2ドパミン　dopamine　ノルアドレナリンやアドレナリンの前駆(ぜんく)物質（前の物質）として生体内に存在するほか、そのものが神経伝達物質として作用します。

図4-2　抗精神病薬の作用機序

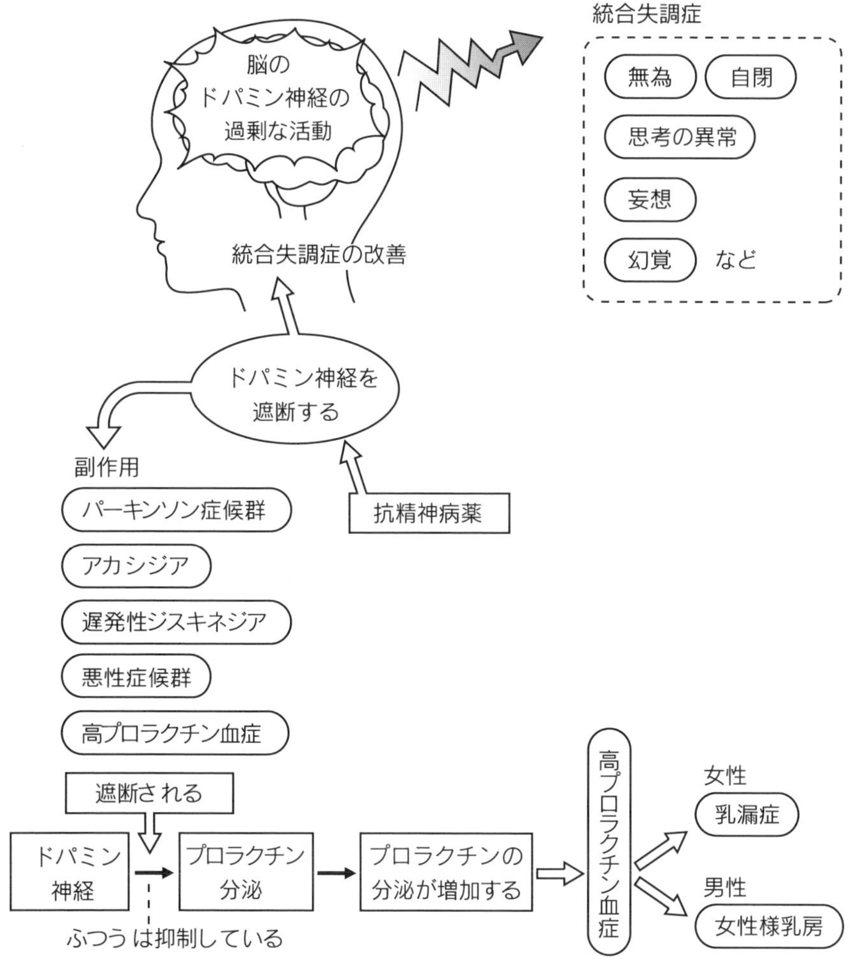

なくとも抗ドパミン作用が、これらの薬物が統合失調症に効く機序のひとつだろうと考えられてきました（図４―２）。

しかし、これらの薬で統合失調症のすべての症状が改善するとはかぎりませんので、少なくともドパミン神経を遮断する作用が大いに関係あるとしても、それがすべてとはいえないのが現状です。

最近はセロトニン神経の関与も注目されています。そのため、リスペリドンやペロスピロンのようなセロトニン神経とドパミン神経の両方を遮断するSDA（セロトニン・ドパミン・アンタゴニスト）やクエチアピンやオランザピンのような両者以外の神経も遮断するMARTA（マルタ：多元受容体標的抗精神病薬）などが治療の主流になってきました。

抗精神病薬の副作用

ところで、抗精神病薬の大部分のものは、ドパミン神経を遮断しますが、ドパミン神経はそのほかにも脳でいろいろな働きをしていますので、そのための副作用がおこってきます（前ページ図4－2）。

ドパミン神経の働きがおさえられるために、手や足がふるえるパーキンソン症候群（しょうこうぐん）や、いても立ってもいられなくなり、そわそわするアカシジア（静座不能）などが出現することがあります。

そのほかに必ずしもメカニズムはわかりませんが、ある程度長期に飲んでいると、自分の意志と関係なく口のまわりや舌がもぐもぐ動く遅発性（ちはつせい）ジスキネジアや、比較的まれですが高熱が出て筋肉が強直（きょうちょく）する悪性症候群になったりします。これらの副作用はまとめて錐体外路系の副作用といわれています。

SDAやMARTAとよばれる抗精神病薬では、比較的これらの錐体外路系の副作用が少なくなっています。

それ以外に内分泌系にも副作用が出ます。もともと脳ではドパミン神経が催乳（さいにゅう）ホルモン（プロラクチン）の分泌（ぶんぴつ）を抑制していますが、抗精神病薬によりドパミン神経が遮断されてその抑制がなくなり、血液中のプロラクチンがふえるため（高プロラクチン血症）、ひどいときには女性では乳が出てくる乳漏症（にゅうろうしょう）になったり、男性では乳房が大きくなり痛んだりする女性様乳房（じょせいようにゅうぼう）になることがあります。

メカニズムはまったくわかりませんが、非常にたくさんの飲水物をとるため一日のうちで体重が極端にふえる水中毒という副作用も最近はよくみられます。水中毒では血液中のナトリウムやクロールが減少することもあります。

MARTAのクエチアピンやオランザピンでは著しい血糖値の上昇をきたし、糖尿病性昏睡などの重大な副作用が発現することがありますので、血糖値の測定などの観察を十分に行う必要があります。

制吐作用

延髄にある嘔吐中枢はドパミン神経の支配を受けていますので、これらのドパミン神経を遮断する薬は、吐き気をとめる制吐薬として使用されています。

3　うつ病を治す

うつ病とは

うつ病は感情障害とよばれていた病気ですが、現在は気分障害に分類されています。

おもな症状は、気分が憂うつだったり、さびしくなったりする抑うつ気分、将来に希望がもてなくて悲観的な考えばかりおこってくる抑うつ思考、意欲の減退、興味や関心の低下、判断力の低下といった精神運動抑制などをきたす病気です。朝に抑うつ気分がひどいことが多く、そのほかに不眠や食欲不振などもきたし、ひどいと自殺を試みたりするようになります（次ページ図４－３）。

最近は軽いうつ病がふえてきていますが、これらをふくめてうつ病の治療に使われるのが抗うつ薬です。

うつ病がなぜおこるか

うつ病がなぜおこるのかは、まだはっきりとはわかっていません。しかし、脳のノルアドレナリン[*1]やセロトニン[*2]をへらす作用のあるレセルピンという薬を服用しつづけると、うつ病になる人がいることが知られています。また、ノルアドレナリンやセロトニンを代謝して、そ

＊１ノルアドレナリン　noradrenaline　アドレナリンとともに副腎髄質に多量に存在し、副腎髄質ホルモンとしての生理作用のほか、交感神経系終末や脳の神経伝達物質としても重要です。

＊２セロトニン　serotonin　腸や子宮、気管支などの内臓平滑筋および血管を収縮させます。神経伝達物質としても重要です。

図4-3　抗うつ薬の作用機序

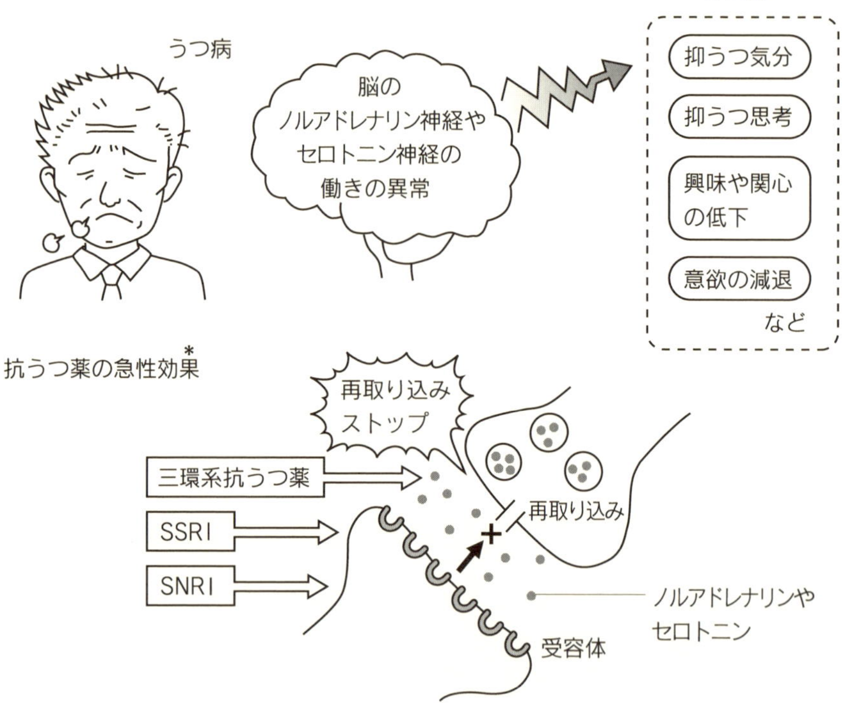

の作用をなくしてしまうモノアミン酸化酵素（MAO）という酵素の働きを阻害する薬で、うつ病が治ることも知られています。この酵素の働きがおさえられると、ノルアドレナリンやセロトニンの活性が失われないため、うつ病が治ると最初のころは考えられました。

その後いろいろな検討が加えられた結果、うつ病は脳のノルアドレナリンやセロトニンが不足しておこるというほど単純な病気ではないことがわかりました。

第一世代の抗うつ薬とそれ以後の抗うつ薬

うつ病に効く画期的な薬がみつけられ、使用されだしたのは1950年代の終わりごろからです。これらの薬は構造が3つの環からなって

＊抗うつ薬の急性効果　SSRIではセロトニンの再取り込みを三環系抗うつ薬、SNRIではノルアドレナリン及びセロトニンの再取り込みを抑制します。

いるので三環系抗うつ薬といわれます。イミプラミンやアミトリプチリンなどの三環系抗うつ薬は、最初に開発されましたので、第一世代の抗うつ薬とよばれます。

三環系抗うつ薬は画期的な抗うつ薬でしたが、強い抗コリン作用をもっており、そのためひどく口が渇いたり、便秘したり、尿が出にくくなったりします。

そこでこれらの副作用を少なくした第二世代、第三世代、第四世代の抗うつ薬が開発されました。

抗うつ薬はどうして効くか

三環系抗うつ薬は、ノルアドレナリン神経やセロトニン神経で、一度シナプス*間隙に出されたノルアドレナリンやセロトニンが、ふたたび神経に取り込まれる再取り込みを妨害します。そのためシナプスに出てきたノルアドレナリンやセロトニンがいつまでもシナプス間隙にあるため効くのだろうと考えられています。

第二世代以降の抗うつ薬も同じようにノルアドレナリンやセロトニンのシナプスからの再取り込みをおさえることで効いていると考えられています。

現在は、主としてセロトニンの再取り込みだけをおさえるフルボキサミン、パロキセチン、セルトラリンなどの選択的セロトニン再取り込み阻害薬（SSRI）やノルアドレナリン及びセロトニンの両方の再取り込みをおさえるミルナシプランのようなセロトニン・ノルアドレナリン再取り込み阻害薬（SNRI）などがよく用いられています。

一般的に抗うつ薬を服用して抑うつ気分が改善するのに２～３週間くらいの時間を要します。三環系抗うつ薬ではその間におこってくる変化としてノルアドレナリン受容体やセロトニン受容体の数が減少することが関係していると考えられました。しかし、SSRIなどではそのようなことがおこりませんので、このような考え方で抗うつ薬の作用機序のすべてを説明することはできません。

いずれにしろ、少なくとも抗うつ薬の作用機序にはノルアドレナリ

＊シナプス　ニューロンの末端が他のニューロンあるいは筋細胞と接合するところのことです。

ン神経やセロトニン神経におけるノルアドレナリンやセロトニンの再取り込みの阻害が関係していると考えられています。

4　躁病を治す

躁病とは

うつ状態とまったく反対の症状が現れるのが躁状態です。

躁状態のときは、気分は高揚して爽快なことが多く、いろいろな考えがひらめき、意欲や興味や関心が亢進します。そのためいろいろなことをやりますが長続きしません。また攻撃的になることも多く、食欲はむしろ亢進して、夜はねむらなくなります。本人はきわめて調子がよいと思っているので治療に導くのがなかなかむずかしい病気です。

なぜ躁状態になるのか、躁状態のときにはどうなっているかなどは、まだわかっていませんが、脳のノルアドレナリン神経やセロトニン神経がなんらかの関係をしている可能性があります。

躁病の治療薬

躁状態の治療に使われるのは、炭酸リチウムです。リチウムは神経のいろいろな部位で作用しますが、おそらくセロトニンやノルアドレナリンなどの神経伝達物質が受容体にくっついたあとにおこる変化をおさえると考えられます。

つまり、躁状態ではいろいろな神経活動が上がっている可能性があり、それがこのような機序でリチウムによっておさえられるので躁状態が改善している可能性があります（図４—４）。

炭酸リチウムのほかに、レボメプロマジンやハロペリドールなどの抗精神病薬も躁状態では使用され、効果があります。おそらくこれらの薬物のもつ鎮静作用が有効であると考えられます。

その他にアリプピラゾールや、抗てんかん薬であるカルバマゼピン、バルプロ酸ナトリウムも使われています。

図4-4　抗躁薬の作用機序

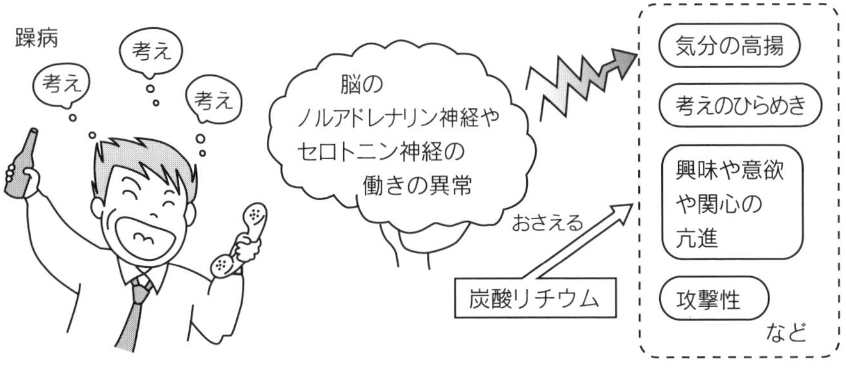

図4-5　不安がおこるメカニズム

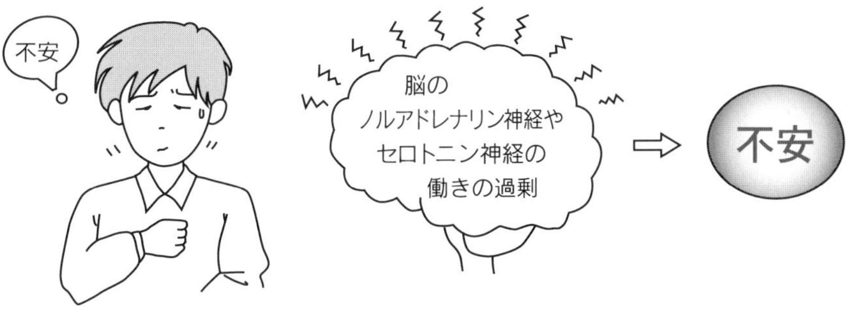

5　不安や緊張を緩和する

不安はどうしておこるか

　不安は私たちの日常生活でもみられますし、神経症や心身症（しんしんしょう）そのほかの病気でもよくみられる症状です。

　不安がおこってくるのには、やはり脳のノルアドレナリン神経やセ

図4-6　ベンゾジアゼピン系抗不安薬の作用機序

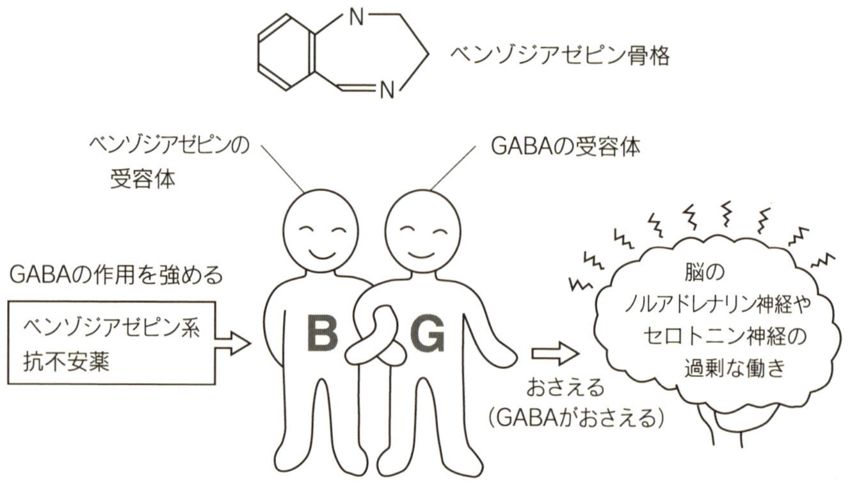

ロトニン神経が関係しており、不安のときにはそれらの神経の働きが過剰になっている可能性が推測されています（前ページ図４―５）。

有効な抗不安薬の開発

不安を緩和するだけでなく、緊張をほぐし、焦躁を緩和する薬が抗不安薬です。

1950年代までは、なかなかよい抗不安薬がなく、ある程度不安に有効であっても、とてもねむけが強かったり依存性が強い薬などが使われていました。

しかし1950年代の終わりごろになって、非常にすばらしい抗不安薬が開発されました。これらの薬は、化学構造のうえでは共通してベンゾジアゼピンという構造をもっていますので、ベンゾジアゼピン系抗不安薬とよばれています（図４―６）。

抗不安薬はどうして効くか

ベンゾジアゼピン系の薬物と特異的に結合する部位が脳の神経にあることが発見されましたが、それがベンゾジアゼピン受容体です。

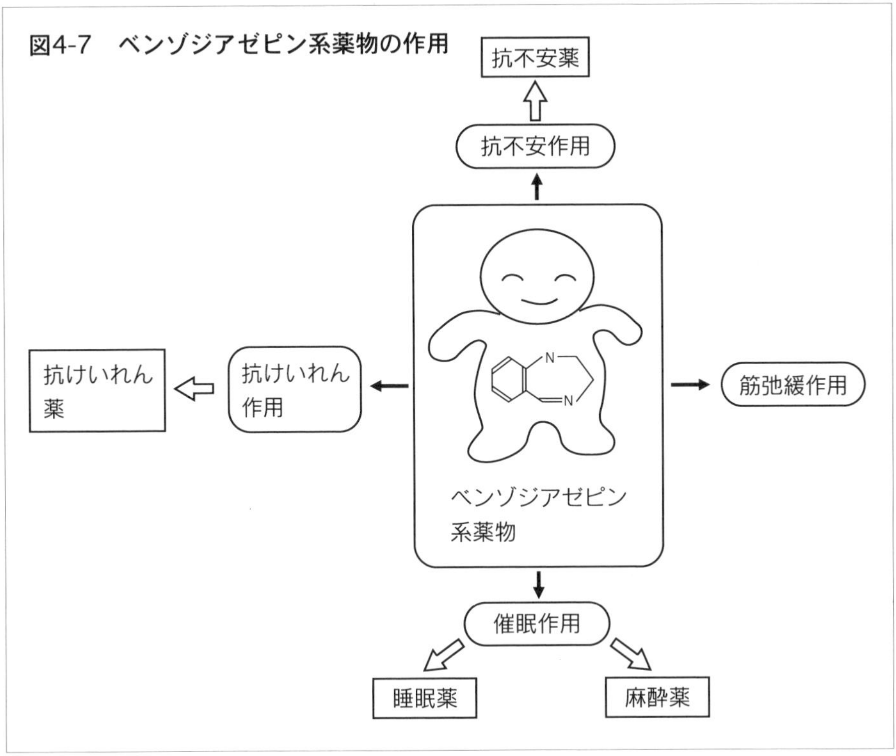

このベンゾジアゼピン受容体は、ガンマアミノ酪酸（GABA）の受容体とくっついています。GABAは、脳のなかにたくさんある神経伝達物質のひとつで、いろいろな神経の働きをおさえるように作用します。

ベンゾジアゼピン系の抗不安薬は、ベンゾジアゼピン受容体にくっついて、GABA受容体が他の神経系をおさえる働きをさらに強めます。いいかえると不安のときには、ノルアドレナリン神経やセロトニン神経などの働きが活発になっており、それらがベンゾジアゼピン系薬物によって、GABA受容体を介しておさえられるので、不安が緩和されると推測されます。

ベンゾジアゼピン系薬物は、これらの抗不安作用のほかに、けいれんをとめる作用（抗けいれん作用）、催眠作用、筋弛緩作用などをもっているものが多く、そのため抗けいれん薬や睡眠薬として使用されているものもあります（前ページ図４－７）。

特に、けいれんが持続してとまらなくなったてんかん発作重積状態には、ベンゾジアゼピン系のジアゼパムや抗けいれん薬であるフェニトインナトリウムの静脈内投与が有効です。

この場合もGABA神経の作用を強めることで、他の神経の働きをおさえて効いている可能性があります（前ページ図４－６）。

そのほかにベンゾジアゼピン系薬物と少し構造が異なった抗不安薬や睡眠薬もありますが、これらはやはりベンゾジアゼピン受容体にくっつくものが大部分なので、ほとんどのものがベンゾジアゼピン系薬物と同じような作用機序で効いていると思われます。

ベンゾジアゼピン系薬物とは異なるものに、タンドスピロンがありますが、これはセロトニン作用性抗不安薬といわれ、セロトニン受容体に直接くっついて、セロトニン神経の働きをおさえ、抗不安効果を現すと考えられています。

そのほかに不安の治療にはSSRI（抗うつ薬）であるパロキセチンやフルボキサミンなども効果があり、さかんに使用されるようになってきました。

●よく使われる薬

■抗精神病薬――――――――――P.63

一般名	商品名
【フェノチアジン系】	
クロルプロマジン塩酸塩	ウィンタミン／コントミン
プロペリシアジン	ニューレプチル
レボメプロマジン	ヒルナミン／レボトミン
【ブチロフェノン系】	
ハロペリドール	セレネース
ブロムペリドール	インプロメン
モペロン塩酸塩	ルバトレン
【ベンザミド系】	
スルピリド	ドグマチール／アビリット
【その他】	
オキシペルチン	ホーリット
ゾテピン	ロドピン

ピモジド	オーラップ
【SDA】	
ペロスピロン塩酸塩水和物	ルーラン
リスペリドン	リスパダール
【MARTA】	
オランザピン	ジプレキサ
クエチアピンフマル酸塩	セロクエル
【DPA（ドパミン部分作用薬）】	
アリピプラゾール	エビリファイ

■抗うつ薬 P.68

一般名	商品名
【三環系抗うつ薬】	
アミトリプチリン塩酸塩	トリプタノール
イミプラミン塩酸塩	トフラニール
クロミプラミン塩酸塩	アナフラニール
【SSRI】	
パロキセチン塩酸塩水和物	パキシル
フルボキサミンマレイン酸塩	デプロメール／ルボックス
塩酸セルトラリン	ジェイゾロフト
エスシタロプラムシュウ酸塩	レクサプロ
【SNRI】	
ミルナシプラン塩酸塩	トレドミン
デュロキセチン塩酸塩	サインバルタ
ベンラファキシン塩酸塩	イフェクサーSR
【その他】	
スルピリド	ドグマチール／アビリット
ミルタザピン	レメロン

■抗躁薬 P.70

一般名	商品名
炭酸リチウム	リーマス
ハロペリドール	セレネース
レボメプロマジン	ヒルナミン／レボトミン
アリピプラゾール	エビリファイ
カルバマゼピン	テグレトール
バルプロ酸ナトリウム	デパケン

■抗不安薬 P.72

一般名	商品名
アルプラゾラム	ソラナックス
エチゾラム	デパス
クロキサゾラム	セパゾン
ジアゼパム	セルシン／ホリゾン
ブロマゼパム	レキソタン
メダゼパム	レスミット
ロフラゼプ酸エチル	メイラックス
【セロトニン作用性抗不安薬】	
タンドスピロンクエン酸塩	セディール
【その他の不安障害治療薬】	
パロキセチン	パキシル
フルボキサミンマレイン酸塩	デプロメール／ルボックス

5　アルコールの作用

●エタノール

1　最古の薬・アルコール

アルコールとよばれるものはいろいろありますが、ここでは私たちともっとも関係の深いエタノール（エチルアルコール）についてのべます。

エタノールは人類がこの世に出現して以来飲料として使用されてきましたので、最古の薬ともいえます。

世界中で飲まれているアルコール飲料の種類は数多く、それをめぐる風習もさまざまです。

エタノールの作用は、それを局所（局部）に応用したときの局所作用と吸収されたときの吸収作用とに分けられます。

2　局所への作用

消毒する

エタノールが臨床に応用されるのは、ほとんどがその局所への作用を期待しているからといえます（図５—１）。

基本的にエタノールは細胞のタンパク質を固める作用と脱水作用とをもっています。そのため細菌などの微生物のタンパク質を固め、脱水しますので、細菌が死んでしまいます。よく知られているように、それを利用してエタノールは消毒薬として用いられます。

興味深いのは、そのさいのエタノールの濃度です。消毒薬としても

図5-1　アルコールの局所作用

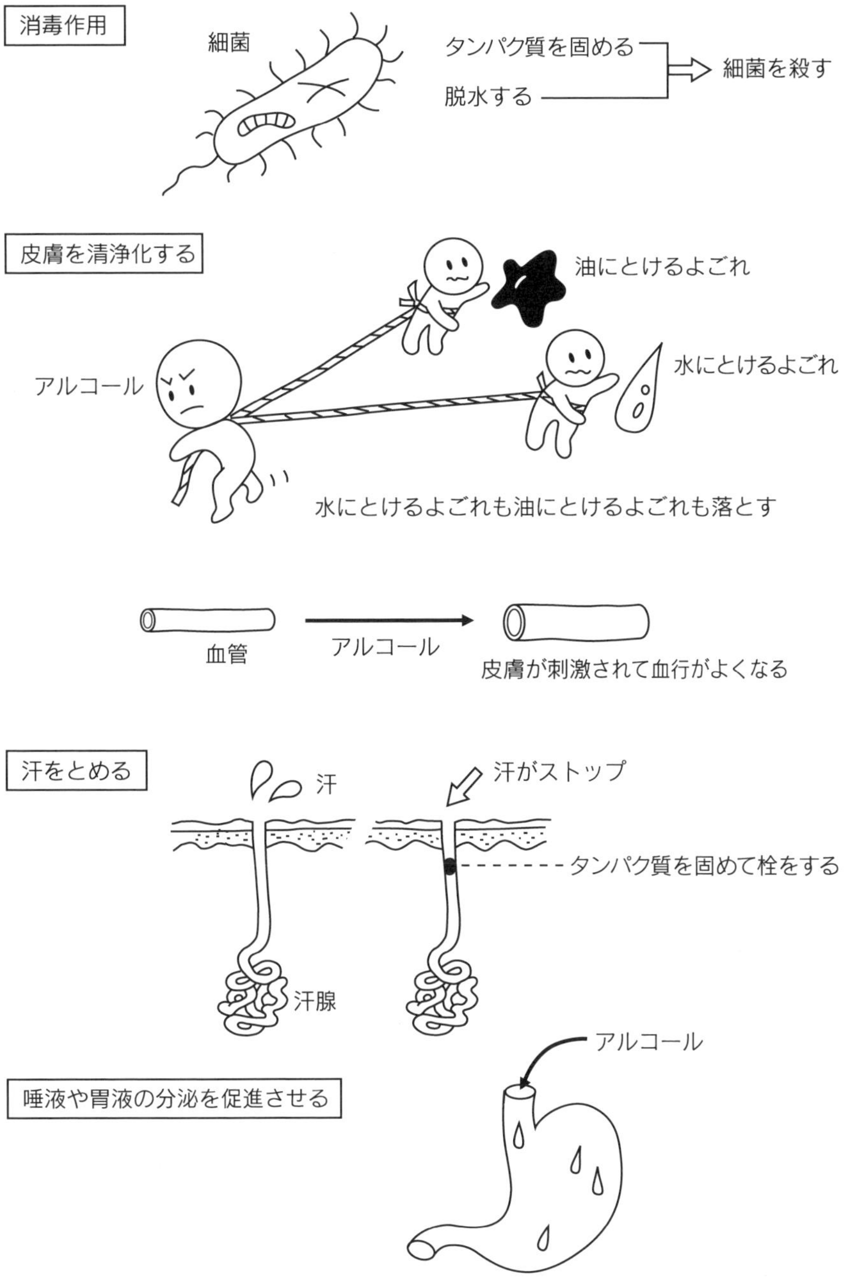
消毒作用
細菌
タンパク質を固める
脱水する
細菌を殺す
皮膚を清浄化する
油にとけるよごれ
水にとけるよごれ
アルコール
水にとけるよごれも油にとけるよごれも落とす
血管
アルコール
皮膚が刺激されて血行がよくなる
汗をとめる
汗
汗がストップ
タンパク質を固めて栓をする
汗腺
アルコール
唾液や胃液の分泌を促進させる

っとも有効な濃度は70〜80％のもので、90％以上の濃いものになると殺菌力が落ちてきます。これはあまり濃すぎると細菌の表面の膜が固められてしまい、エタノールが細菌のなかに入っていかなくなるためと考えられています。

エタノール以外のアルコールも消毒薬として使用されます。

皮膚を清浄化する

エタノールは水にも油にもとけます。そのため油にとけるよごれも、水にとけるよごれも落とすことができます。

またエタノールで皮膚をふくと、皮膚は刺激されて血行がよくなります。

汗をとめる

また皮膚にぬると、汗腺に入ってそのなかでタンパク質を固めてしまいます。それがちょうど汗腺に栓をしたことになり、汗が出るのをとめますので、発汗を防止する（制汗作用）のに用いられています。

胃液の分泌を促進する

エタノールを飲むと口や胃の粘膜が刺激され、唾液や胃液の分泌が促進されます。そのため食欲が増進します。食事の前に食前酒を飲むのはこのような意味があります。

以上のような局所に対する作用がありますので、消毒に用いられるほかに、いろいろな化粧品にも用いられています。

3　吸収されたときの作用

飲酒の作用

エタノールの吸収作用とは、飲酒したときの作用です。

基本的にエタノールは中枢神経系の働きをおさえるように作用します。かつては少量のエタノールは中枢神経系を興奮させ、大量になると抑制すると考えられていましたが、今はそのようには考えられていません。

図5-2　アルコールの吸収作用

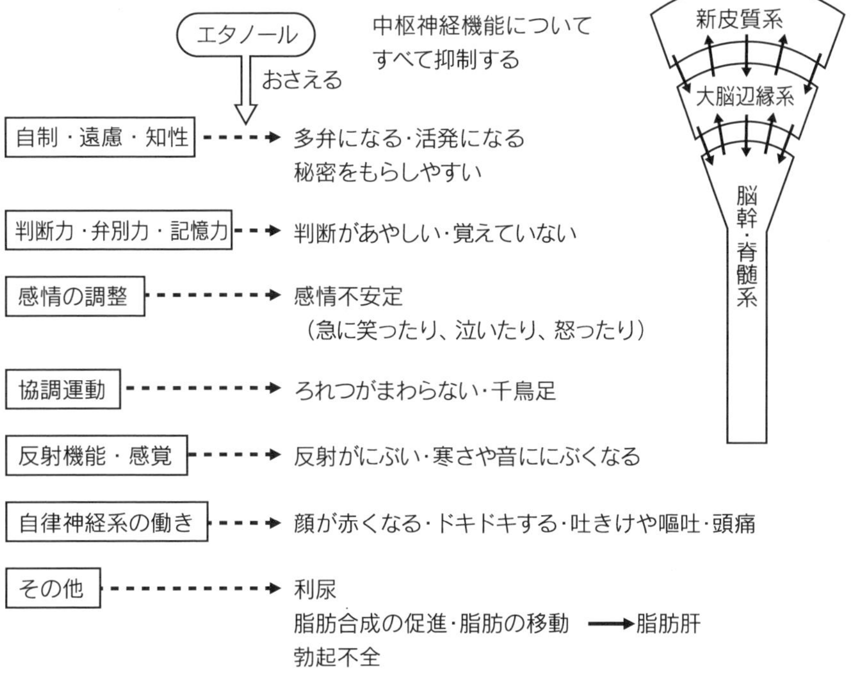

では、飲酒したときに興奮するのはなぜでしょうか。エタノールの中枢神経系に及ぼす影響について考えてみましょう（図５－２）。

精神面への影響

エタノールによってまず最初におさえられる中枢神経系の働きは、自制、遠慮、知性などの日ごろ私たちの行動にブレーキをかけているような脳の働きです。これらの働きがエタノールでおさえられるので、抑制がとれてしまって、飲酒すると、活発になり、おしゃべりになり、いってはいけないことをしゃべったりしてしまいます。

物事の判断力や物事を区別する弁別力があやしくなり、しかもそれを記憶する力も落ちてきます。

感情も不安定になり、急に笑ったり、泣いたり、怒ったりします。

このような精神面への影響のほかに、体にも大きな影響が出てきます。

体への影響

まず最初に障害されるのは、たくさんの筋肉をうまく使って行っている協調運動で、ろれつがまわらなくなる、千鳥足になるなどがみられます。反射もにぶくなり、寒さや音や痛みに対する感覚もにぶくなってきます。

自律神経系にも大きな変化が生じて、血管が拡張して顔が赤くなる、頭痛(ずつう)や嘔気(おうき)（吐きけ）や嘔吐(おうと)などがみられます。

ある程度利尿効果もあり、尿量がふえます。肝臓で脂肪の合成がうながされるとともに、末梢組織の脂肪が肝臓に運ばれるため、ひんぱんに飲んでいると肝臓に脂肪が蓄積した脂肪肝になります。

体からの熱の放散はうながされ、寒さににぶくなり、飲みすぎると体温中枢も麻痺(まひ)してきますので、寒いところでねむってしまうと凍死することもあります。

昔からいわれていることに、エタノールが性欲を亢進(こうしん)させるということがありますが、これはさきにのべたように自制心などの抑制がはずれてそうみえているだけで、基本的に性機能を亢進させているわけではありません。それどころか、男性では飲酒しすぎると脊髄(せきずい)の働きがおさえられ勃起不全（ED）になります。

このように、飲酒してみられるいろいろな作用は、エタノールによる中枢神経系の抑制作用によるものと考えられており、それだけ中枢神経系はエタノールに敏感であるといえます。

4　アルコールの問題点

急性中毒

エタノールの急性中毒で死ぬことがあるのは、最近はよく知られるようになりましたが、とてもたいせつなことです。血液中のエタノー

図5-3　アルコールの問題点

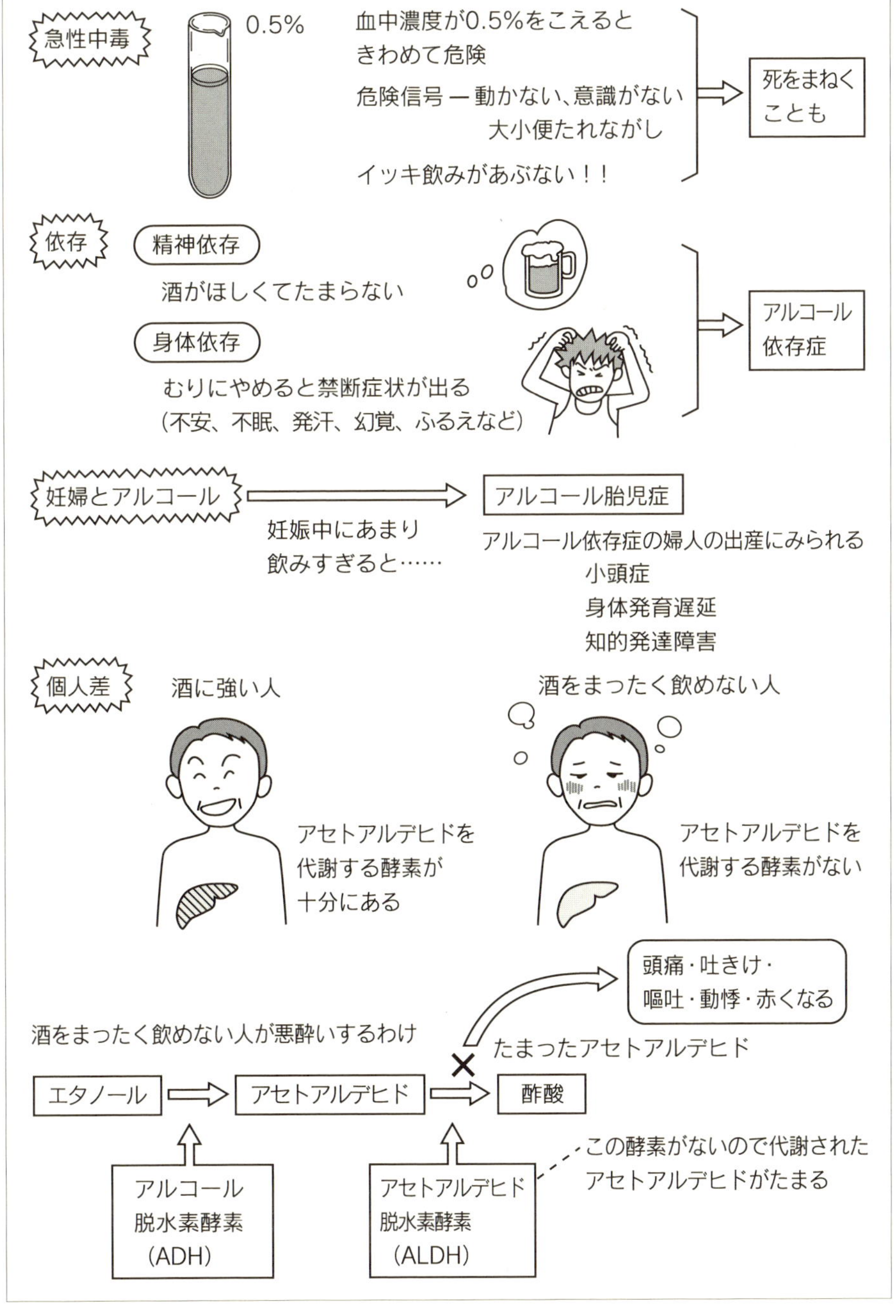
急性中毒
0.5%
血中濃度が0.5%をこえると
きわめて危険
危険信号 ― 動かない、意識がない
大小便たれながし
イッキ飲みがあぶない！！
死をまねく
ことも
依存
精神依存
酒がほしくてたまらない
身体依存
むりにやめると禁断症状が出る
（不安、不眠、発汗、幻覚、ふるえなど）
アルコール
依存症
妊婦とアルコール
妊娠中にあまり
飲みすぎると……
アルコール胎児症
アルコール依存症の婦人の出産にみられる
小頭症
身体発育遅延
知的発達障害
個人差
酒に強い人
アセトアルデヒドを
代謝する酵素が
十分にある
酒をまったく飲めない人
アセトアルデヒドを
代謝する酵素がない
酒をまったく飲めない人が悪酔いするわけ
頭痛・吐きけ・
嘔吐・動悸・赤くなる
たまったアセトアルデヒド
エタノール
アセトアルデヒド
酢酸
アルコール
脱水素酵素
（ADH）
アセトアルデヒド
脱水素酵素
（ALDH）
この酵素がないので代謝された
アセトアルデヒドがたまる

ルの濃度が0.5％をこえるときわめて危険です（前ページ図５－３）。

私たちが飲んでいるビールのエタノール濃度は約５％ですが、血液中のエタノール濃度がそのわずか1/10の濃度で死ぬことになりますから、いかに中枢神経系がエタノールに弱いかがわかると思います。

依存

エタノールは精神依存も身体依存もおこしますが、慢性にエタノールを摂取して身体依存をおこしている人をアルコール依存症といいます。アルコールを断つためのいろいろな治療が必要になってきます。飲酒は適量の範囲でとどめることがたいせつです。

アルコール胎児症

また妊娠中にあまりエタノールを摂取しすぎますと、身体の発育が遅れたり、知的発達障害のある子どもが生まれることがあり、アルコール胎児症（たいじしょう）とよばれています。妊娠中の過度の飲酒はひかえたほうがよいことになります。

アルコール不耐性

酔い方に個人差が大きいのも事実です。アルコールがまったく飲めない人をアルコール不耐性者（ふたいせいしゃ）といいます。

この人たちにはアルコールが代謝（たいしゃ）されてできたアセトアルデヒドを代謝する酵素（こうそ）（アセトアルデヒド脱水素酵素）が欠如している（ない）ため、少量の飲酒でもアセトアルデヒドが体内に蓄積し、頭痛、動悸（どうき）、嘔気（吐きけ）、嘔吐などが出現して苦しくなります。

ちょっと飲酒しただけで苦しくなる人は飲まないのが一番です。ましてやそんな人にむりに飲酒をすすめるべきではありません。

アルコールの特殊な使われ方

無水エタノールを肝臓に注入して肝細胞癌をやっつける経皮的エタノール注入療法が肝臓癌に対して行われています。

●よく使われる薬

■アルコール―――――――――――P.76

一般名	商品名
エタノール	エタノール
チオ硫酸ナトリウム水和物・エタノール配合	ハイポエタノール

6 てんかんを治療する

●抗てんかん薬

1 てんかんはなぜおこるか

全般てんかん・部分てんかん

てんかんの発作は、脳の細胞の一部が電気的に異常に興奮して、それが広く脳内に広がっておこります。そのため脳波を記録すると異常がみられます（図6－1）。

症状は発作的に出現しますが、大きく分ければ、意識がなくなる全般てんかんと、意識がなくならないか、意識消失があってもごく軽い部分てんかん、あるいは焦点発作とに分けられます（次ページ図6－2）。

全般てんかんは、さらに全身のけいれんをおこす全身けいれん発作あるいは大発作と、けいれんはおこさないでごく短い時間意識を失う欠神発作、または小発作とに分けられます。

2 てんかんの治療

てんかんの治療に使われる薬が抗てんかん薬です。抗てんかん薬

図6-1 てんかんは脳の病気

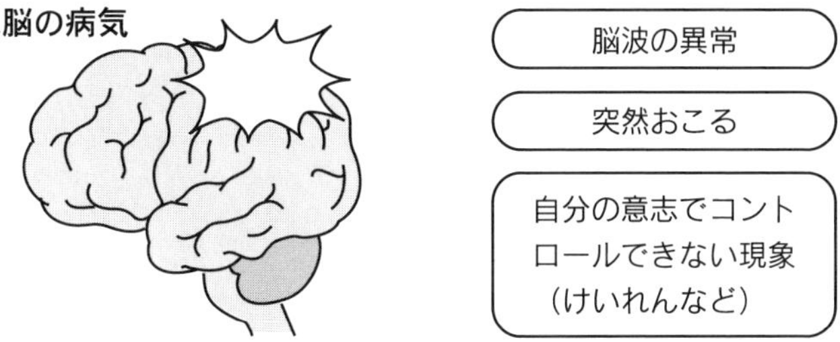
脳波の異常
突然おこる
自分の意志でコントロールできない現象（けいれんなど）

図6-2　てんかんの分類

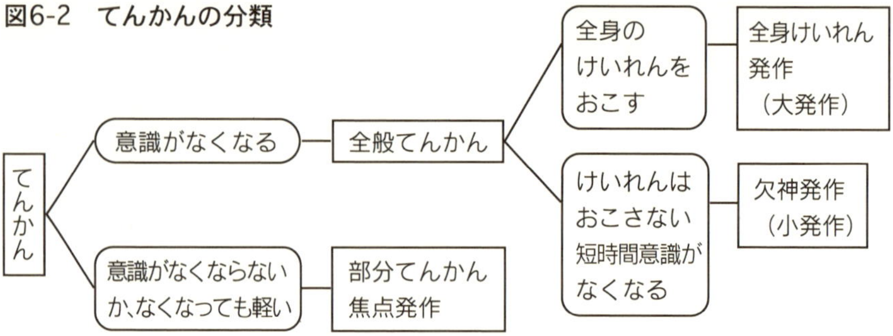

図6-3　てんかんの型と抗てんかん薬の作用

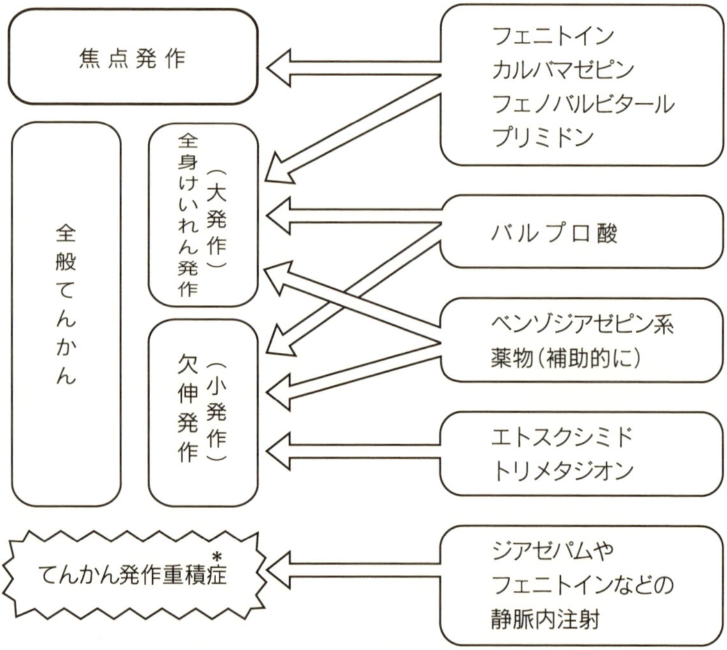

＊てんかん発作重積症　てんかん発作の間隔が短く連続的に反復し、意識回復前に次の発作が生じる状態をいいます。生命の危険があります。

図6-4　てんかんの発作がおこるメカニズム

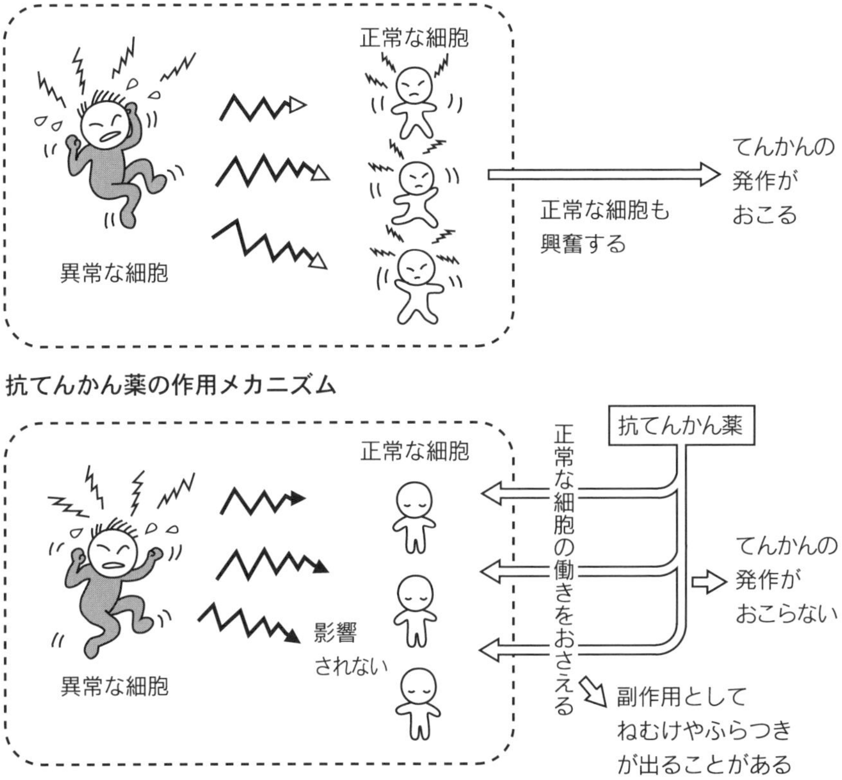

は、さきにのべたてんかんの型をよく考えて、使用する必要があります。

たとえば、全身けいれん発作に有効なフェニトインは欠神発作には効きませんし、逆に欠神発作に効くエトスクシミドは、全身けいれん発作には無効です。このように抗てんかん薬の守備範囲は薬によってちがっています（図６－３）。

抗てんかん薬の作用

これらの薬がどうして効いているのかはまだ必ずしも明らかではあ

りません。

てんかんを引きおこす異常な神経細胞の働きを直接おさえて効くのが一番よいのですが、そのような作用機序(さようきじょ)で効いていると考えられている薬はありません。

抗てんかん薬は正常な神経細胞の働きをおさえて興奮しにくくします。そのため、たとえ、てんかんをおこす異常な細胞が興奮しても、その近くにある正常な神経細胞の働きがおさえられているので、異常な興奮がほかの神経細胞に伝わらず、いいかえると異常な興奮が広がらないようにすることで、効果を現していると考えられます（前ページ図6—4）。そのため発作を予防することができます。

しかし、正常な神経細胞の働きもある程度おさえますので、ねむけやふらつきなどの副作用が出てくることになります。

その他の注意

抗てんかん薬の使用にあたっては、血中濃度を測定し有効濃度で治療するのがたいせつです。そのほかに規則正しい生活をするとともに、危険な場所での作業を避けるなどの注意が必要です。

●よく使われる薬

■抗てんかん薬——p.85

一般名	商品名
エトスクシミド（エトサクシミド）	ザロンチン／エピレオプチマル
カルバマゼピン	テグレトール
クロナゼパム	リボトリール
ジアゼパム	セルシン／ホリゾン／ダイアップ（小児用坐薬）
トリメタジオン	ミノアレビアチン
バルプロ酸ナトリウム	デパケン
フェニトイン	アレビアチン
フェノバルビタール	フェノバール
プリミドン	プリミドン
ガバペンチン	ガバペン
トピラマート	トピナ
ラモトリギン	ラミクタール
レベチラセタム	イーケプラ

7 パーキンソン病を治す

●抗パーキンソン薬

1　パーキンソン病とは

パーキンソン病の症状

パーキンソン病には、50歳以上の人の100人に１人がかかるといわれていますので、けっして少ない病気ではありません。

症状として、運動が緩慢になったり、筋肉を動かしにくくなったりする無動（症）、筋肉の緊張が亢進してきて、他の人が手や足をまげようとすると筋肉に抵抗感を感じる筋強直、手や足がふるえる振戦などが出現します。独特の前かがみの姿勢になり、顔もマスクをしたように表情のない顔つきになります。

このように、運動障害を主とした病気ですが、そのほかに自律神経系の症状や、抑うつ気分などの精神症状も出現します（次ページ図７—１）。

パーキンソン病の原因

この病気では、脳の黒質から線条体にいくドパミンをふくむ神経が、変性してしだいになくなってきます。原因はまだ不明のものが大部分ですが、そのほかにも脳血行障害、脳炎、頭部外傷、脳腫瘍などの後に発症する場合があります。

線条体は、黒質からのドパミン神経や、線条体にあるアセチルコリン神経の調節を受けています。ふつうの状態では、この調節が適当にされていて、私たちの筋肉の緊張や運動がうまくいくようになっています。

図7-1　パーキンソン病を治す

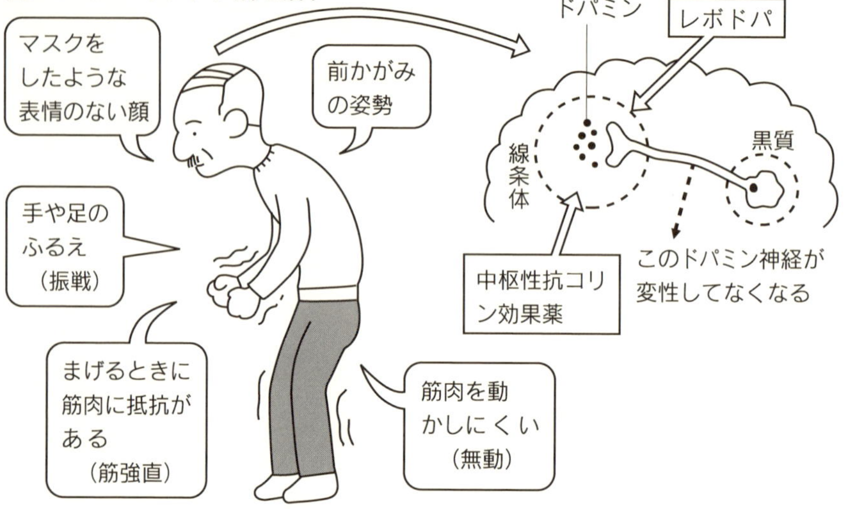

パーキンソン病になり、黒質から線条体にいくドパミン神経がなくなってきますと、調節のバランスがくずれ、黒質や線条体の働きがうまくいかなくなり、前にのべたような運動障害を中心にしたいろいろな症状が出現することになります。

2　パーキンソン病の治療

ドパミンを補う

そこで治療としては、これらの部位で不足しているドパミンを補ってやるのが、一番よいことになりますが、ここでひとつ問題があります。

それは、脳は私たちにとってもっともたいせつな臓器(ぞうき)なので、血液のなかの物質が全部脳にいってしまわないように、脳の血管をつくっている細胞どうしが密接にくっつきあうなどして、脳に物質をとおすのを制限しています。これを血液脳関門(かんもん)*といい、そのため末梢(まっしょう)から

＊　25ページを参照して下さい。

図7-2　ドパミンと血液脳関門

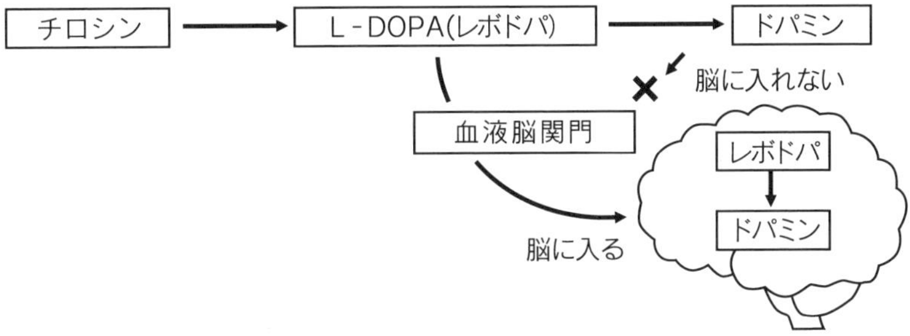

投与した薬が、必ずしも脳に達しないことがあります。

ドパミン前駆物質

ドパミンも血液脳関門をとおらない物質です。そのため脳でドパミンが不足しているというので、ドパミンそのものを経口（けいこう）（口から飲む）や注射で投与しても、脳に到達しません。

ところがおもしろいことに前駆（ぜんく）物質とよばれる、ドパミンの前の物質であるレボドパ（L-DOPA）は、血液脳関門をとおりぬけることができます。そこでレボドパをパーキンソン病の患者さんに投与すると、それが脳内でドパミンとなって、不足したドパミンを補い、パーキンソン病の症状が改善されます（図7—2）。

しかし、レボドパをドパミンに変える酵素（こうそ）は、脳以外にも末梢の臓器にたくさんあります。そのため、投与したレボドパが末梢でドパミンに変えられるため、かなりたくさんレボドパを投与しないと、パーキンソン病の改善がえられません。しかし、レボドパの投与量がふえると、いろいろな副作用が出てきます。

そこで考えられたのが、レボドパをドパミンに変える酵素（芳香族L-アミノ酸脱炭酸酵素）の働きを妨害（ぼうがい）し、しかもそれ自身は脳に入っていかない薬をレボドパといっしょに使用することでした。これがカルビドパやベンセラジドという薬で、レボドパといっしょに使用することで、レボドパの量を少なくすることができ、しかも作用の持続

図7-3　主なパーキンソン病治療薬の作用機序

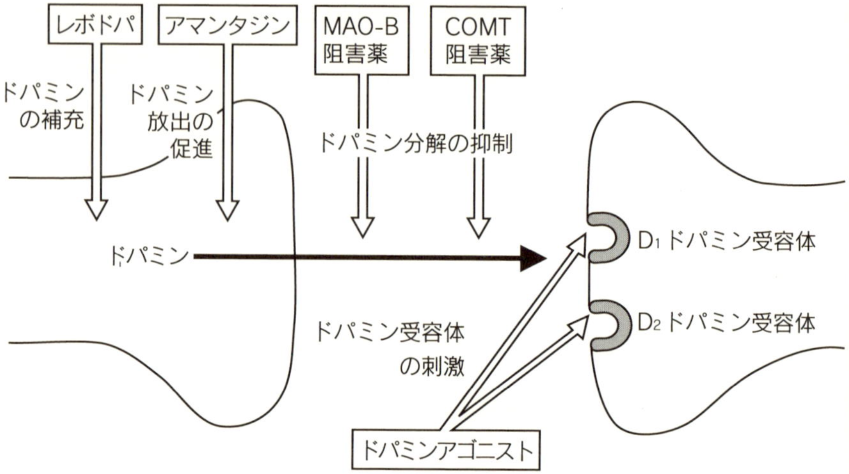

を長くすることができます。

そのほかのドパミン神経に関係した薬

ドパミンの代わりに、直接ドパミンの受容体を刺激するドパミンアゴニストであるブロモクリプチンやペルゴリドやタリペキソールなども有効です。

まだ破壊されないで残っているドパミン神経から、ドパミンを放出させるようにすることもパーキンソン病に有効で、このような作用をもった薬がアマンタジンです。

MAO-BやCOMTは、ドパミンを壊してしまう酵素です。そこでMAO-Bの働きを妨害するセレギリンなどのMAO-B阻害薬や、COMTの働きを妨害するエンタカポンなどのCOMT阻害薬などが、レボドパとの併用で用いられます（図7―3）。

アセチルコリン神経の作用を弱める

パーキンソン病の治療では、基本的に黒質および線条体のドパミン神経の活動性を上げることがたいせつですが、パーキンソン病では線条体の神経のバランスがくずれて、アセチルコリン[*1]神経の作用が強い状態になっています。そこで、強くなったアセチルコリン神経の作用を弱める意味で、アセチルコリンの受容体を遮断する中枢性抗コリン[*2]効果薬も有効です（88ページ図7－1）。このような作用メカニズムの薬が、トリヘキシフェニジル塩酸塩やビペリデンなどです。

また抗精神病薬の慢性投与時の副作用としてみられるパーキンソン症候群には中枢性抗コリン効果薬が有効で、レボドパは効きません。

レボドパ治療の問題

使用されはじめたときは、画期的な治療薬であったレボドパも長期間使用しているうちに問題が出てきました。それはレボドパの薬効時間が短かくなり、次の服薬前に症状が強くなるウェアリング-オフ（wearing off）現象や、服薬時間と関係なく急に症状が軽くなったり悪くなったりするオン-オフ（on-off）現象などの出現です。このような場合には、MAO-B阻害薬やCOMT阻害薬が追加されることがあります。

●よく使われる薬

■抗パーキンソン薬―――――――p.89

一般名	商品名
【レボドパ含有製剤】	
レボドパ（L-DOPA）	ドパストン／ドパール
レボドパ・カルビドパ配合	ネオドパストン
レボドパ・ベンセラジド配合	マドパー
【MAO-B阻害薬】	
セレギリン塩酸塩	エフピー
【COMT阻害薬】	
エンタカポン	コムタン

【ドパミン受容体作用薬】	
タリペキソール塩酸塩	ドミン
ブロモクリプチンメシル酸塩	パーロデル
ペルゴリドメシル酸塩	ペルマックス
【ドパミン遊離促進薬】	
アマンタジン塩酸塩	シンメトレル
【ノルエピネフリン前駆物質】	
ドロキシドパ	ドプス
【抗コリン効果薬】	
トリヘキシフェニジル塩酸塩	アーテン／トレミン
ビペリデン	アキネトン

＊1アセチルコリン　酢酸とコリンからコリンアセチラーゼの作用を介して合成される神経伝達物質。神経末端で合成され蓄えられます。

＊2コリン　脳などにレシチンとして多量に存在します。コリンのアセチル化体アセチルコリンは神経伝達物質として神経の興奮を伝えます。

8　認知症を治療する

●認知症治療薬（抗認知症薬）

認知症とは

高齢化社会を迎え、認知症の患者さんは増加してきており、今や認知症の患者さんをどう治療していくかは大きな課題です。一度獲得された知能が次第に障害されてくることを痴呆（ちほう）といいます。痴呆をきたす疾患が認知症ですが、認知症では、記憶力、記銘（きめい）力、思考力、判断力などが次第に障害されていきます。記銘力障害というのは、今朝食べた食事の内容が思い出せないといった新しいできごとを忘れてしまうことをいいます。認知症ではそのほかに時間や場所がわからなくなる見当識（けんとうしき）障害や自発性や意欲の減退などもきたします（図8－1）。ひどくなると自分の子どもがわからなくなったり、自分の名前もわからなくなるといったことまでおこってきます。

原因はまだわかっていませんが、少なくとも脳の神経の障害が次第に進んでいくと考えられており、その際アミロイドという物質が神経

図8-1　認知症治療薬

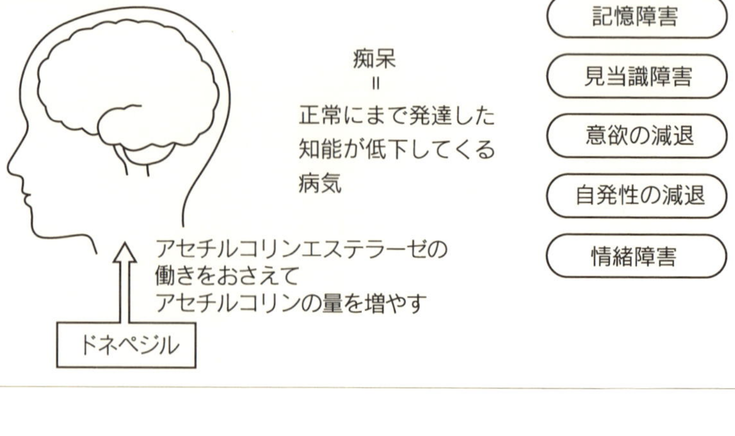

に沈着することとの関係などが注目されています。

認知症はいくつかの型に分けられますが、おもなものは脳の変性でおこるアルツハイマー型認知症と脳の血管性病変でおこる脳血管性認知症です。

今まで認知症の治療薬として認められていたただひとつの薬がドネペジルです。ドネペジルは脳でアセチルコリンを分解するコリンエステラーゼの働きを妨害し、アセチルコリン神経を活性化して効くと考えられています。最近になって同じような作用機序をもったリバスチグミン、ガランタミン臭化水素酸塩が使われるようになりました。またこれらの薬と違って興奮性アミノ酸神経の過剰な働きを抑えるメマンチン塩酸塩も使われはじめ、認知症治療の選択肢が増えてきました。ただ現在のところでは、これらの認知症治療薬は認知症の進行を遅らせるといった効果にとどまり、認知症を根本的に治療できる薬とはいえないようです。

●よく使われる薬

■認知症治療薬（抗認知症薬）－p.92

一般名	商品名
ドネペジル塩酸塩	アリセプト
リバスチグミン	リバスタッチ・パッチ
ガランタミン臭化水素酸塩	レミニール
メマンチン塩酸塩	メマリー

9　自律神経系に作用する薬

●アドレナリン効果薬　●抗アドレナリン効果薬
●コリン効果薬　●抗コリン効果薬

1　末梢神経系

知覚神経系と運動神経系

私たちの末梢神経系(まっしょうしんけいけい)は、体性(たいせい)神経系と自律(じりつ)神経系とに分けられます。これらの神経系が私たちの体のすべてを調節する神経系で、それぞれの神経系への命令は、特殊な反射などを除いて脳から発せられます。

体性神経系は、さらに知覚(ちかく)神経系と運動神経系とに分けられます。

知覚神経系は外の環境の状態について、いろいろな情報を脳に伝えます。それを適当に把握(はあく)した脳は、運動神経系を通じて運動の命令を筋肉に伝えて、適切な身体の運動をおこさせます（図９－１）。

自律神経系と内分泌系と免疫系

これらの神経系の働きに対して、そのときどきの状況に応じて、私たちの体の内部の環境、つまり体内のいろいろな器官の働きを調節しているのが、自律神経系と内分泌系(ないぶんぴつけい)と免疫系(めんえきけい)です。

自律神経系による調節は、ちょうど電線を電気が流れて調節されるようなもので、すみやかに反応できることですぐれています。

それに対して、内分泌系による調節は川の流れに船を浮かべて調節しているようなもので、比較的長い時間にわたり調節するのにすぐれています。

免疫系も脳と相互に関連しあって、独特の複雑な調節をしています。

図9-1　末梢神経系のなりたち

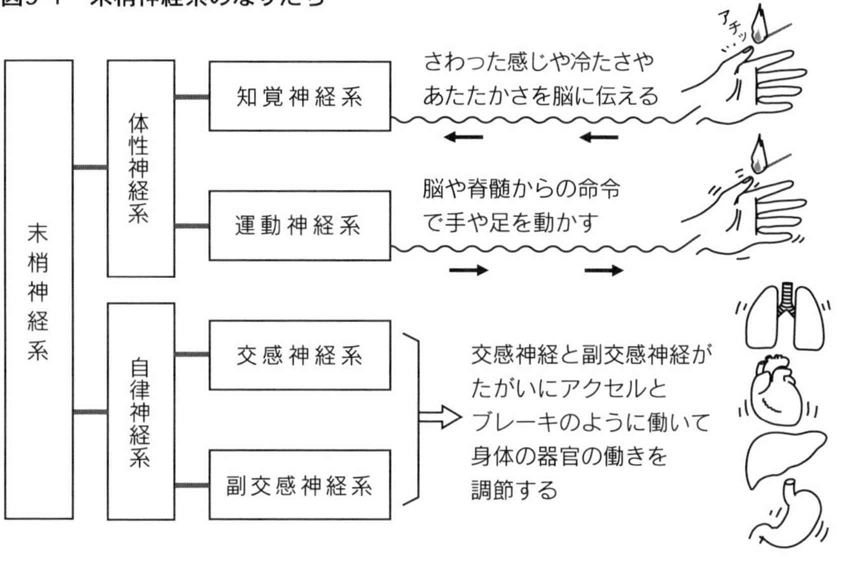

2　自律神経系

交感神経系と副交感神経系

自律神経系の自律というのは、この神経系の調節が、私たちの思いどおり（随意的）にはならないで、神経自らが調節しているというところからきています。

自律神経系は、さらに交感神経系と副交感神経系とに分かれます。これらの中枢は脳の視床下部や、延髄、橋、中脳などの脳幹部や、脊髄にあります。どちらの神経系も、これらの中枢にある神経細胞から突起が出て、途中で次の神経にバトンタッチをして、その神経から出た突起がそれぞれの臓器に達します。

臓器では交感神経系の場合はノルアドレナリンが、副交感神経系の場合にはアセチルコリンが出て、臓器にあるそれぞれの受容体にくっ

図9-2　自律神経系とそのはたらき

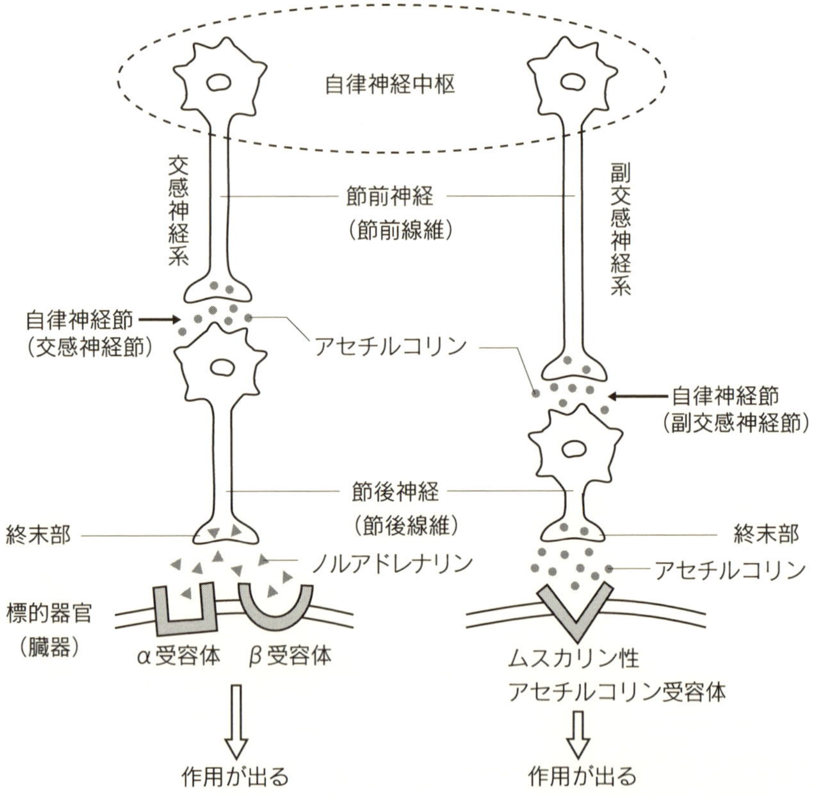

つき、作用を現すことになります（図9－2）。

節前神経と節後神経

この神経がバトンタッチをするところが、自律神経節です。そのためここから上、つまり脳のほうの神経を節前神経（節前線維）といい、ここから下、つまりそれぞれの臓器にいく神経を節後神経（節後線維）といいます。

多くの臓器は、交感神経系と副交感神経系との両方から神経がきていて、二重の支配を受けていますが、ほとんどの場合、交感神経系の働きと副交感神経系の働きが、車のブレーキとアクセルのように、逆になるようになっています。

3　交感神経系

ノルアドレナリンの働き

交感神経系の節前線維はアセチルコリンをもった神経ですが、自律神経節でバトンタッチしてからは、ノルアドレナリンをふくむ神経になります。そのため交感神経系の末端の部分である終末部からは、ノルアドレナリンが出てきます。それが各臓器にあるノルアドレナリン受容体にくっついて、交感神経系刺激（しげき）の効果が現れることになります（図9－2）。

ノルアドレナリンの受容体には、少しずつ構造のちがう仲間であるサブタイプがあります。サブタイプのいくつかをのべますと、血管の上にはα_1受容体とβ_2受容体があります。心臓にはβ_1受容体があり、気管支筋にはβ_2受容体があります。

交感神経系が興奮したら……

では交感神経系が刺激されたらどんな反応が出るのでしょうか。あまりむずかしく考えないで、私たちが闘うときに使うのが交感神経系と考えてもよいくらいです。

つまり、闘うためには、目を開いて相手をしっかりみるために目は散瞳（さんどう）[*1]します。酸素や栄養分をもっとも必要とするのは筋肉と脳ですから、これらの臓器に十分な血液を送るために、心臓は興奮して脈拍（みゃくはく）は速くなり、拍出する力は強くなり、血圧が上がります。

また肝臓や筋肉のグリコーゲン[*2]が分解されて、ブドウ糖がつくられます。脂肪組織でも脂肪の分解が促進されます。

一方、胃や腸の血管は収縮して、流れる血液の量をへらし、そのぶん筋肉や脳に血液がいくことになります。気管支を拡張させ、呼吸する量をふやし、その結果血液が十分な酸素で満たされることになりま

＊１散瞳　瞳孔散大筋の収縮か瞳孔括約筋の弛緩で瞳孔が大きくなることです。

＊２グリコーゲン　glycogen　グルコースで構成された糖。動物における糖の貯蔵物質です。筋と肝に多く、植物のデンプンに相当します。

す。すべりをとめるために、手のひらに汗が出てきます。そのほかに腋の下にも汗が出ます（図9－3）。

受容体の働き

これらが交感神経系が刺激されたときの効果ですが、どの受容体が刺激されたらどんな反応が出るかを、簡単に説明しましょう。

血管の上にあるα_1受容体が刺激されると血管が収縮し、逆にβ_2受容体が刺激されると拡張します。心臓のβ_1受容体が刺激されると、心拍数が増し、心臓の収縮力が増加します。気管支筋のβ_2受容体の刺激によって気管支筋が弛緩し、気管支が拡張します。血圧は血管の収縮と、心臓の刺激の結果、上昇します。

交感神経系に作用する薬

交感神経系に作用する薬は大きく分けて、アドレナリン*効果薬（交感神経興奮薬）と、抗アドレナリン効果薬（交感神経遮断薬）との2種類ありますが、それぞれの作用はまったく反対です。

つまりアドレナリン効果薬は、交感神経系の働きを強めるように作用しますが、抗アドレナリン効果薬は逆に働きを弱めようとします。

アドレナリン効果薬の働き

したがってアドレナリン効果薬を臨床応用しますと、交感神経系が刺激されたのと同じ効果が現れます。

アドレナリン効果薬には、α受容体に作用するα作用薬とβ受容体に作用するβ作用薬があります。β作用薬は気管支筋の上のβ_2受容体に作用して気管支平滑筋を弛緩させ気管支を拡張させますので、気管支喘息の治療に用いられます。ただ、β_1受容体にも作用するβ作用薬は、頻脈などの副作用をおこすことがありますので、サルブタモールをはじめとしたβ_2作用薬の方が気管支喘息の治療薬としてはすぐれています（100ページ図9－4）。

フェニレフリンなどのα_1受容体に作用するα_1作用薬は、血管を強く収縮させますので、止血に用いたり、局所麻酔薬といっしょに用いて局所麻酔薬の作用を延長させるのに用います。また目の充血は、

＊アドレナリン　adrenaline　エピネフリンともいいます。副腎髄質で生合成されるホルモンで、カテコールアミンの一種。交感神経作動薬として重要です。

図9-3　自律神経系のはたらき

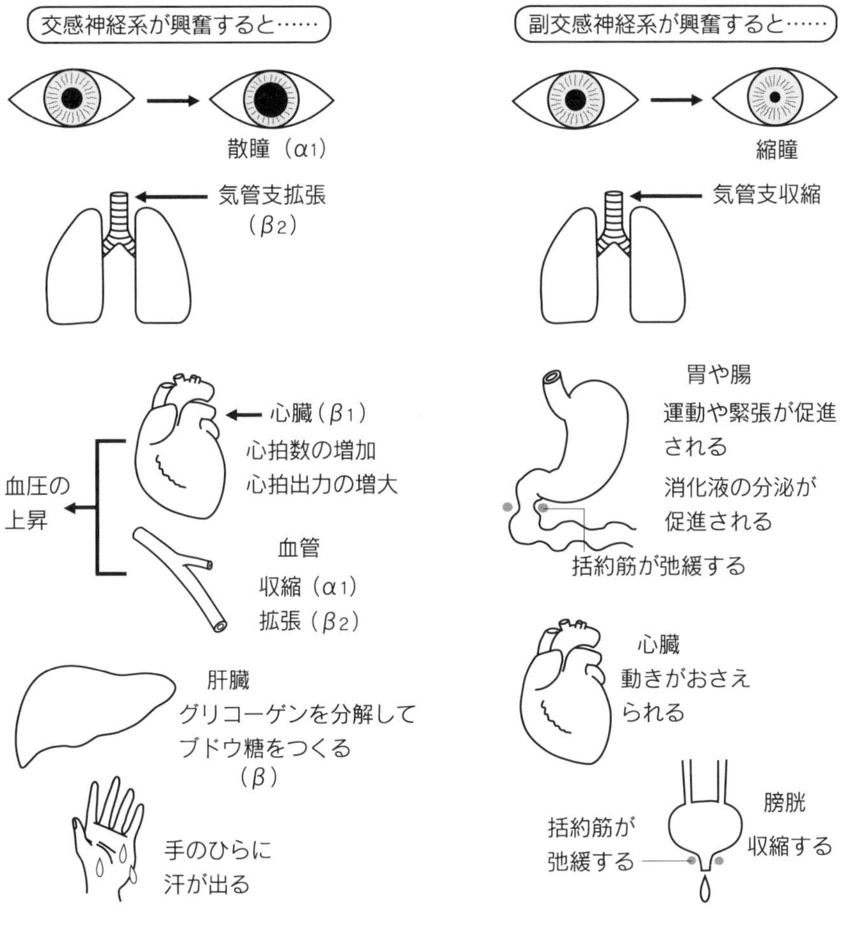

眼球結膜の毛細血管が拡張したためにおきますので、α_1作用薬を点眼すると拡張していた血管が収縮して充血がとれます（図９－４）。

かぜをひいたときの鼻づまりは、鼻の粘膜の毛細血管が拡張して、水分が粘膜に出てくるために、鼻の粘膜がむくんでおきます。そのため、α_1作用薬を点鼻して、粘膜の血管を収縮させると、鼻づまりが

図9-4 アドレナリン効果薬の作用

- 交感神経系の終末部
- アドレナリン効果薬 サルブタモール（β_2作用薬）
- ノルアドレナリン
- β_2受容体
- 気管支平滑筋
- 気管支拡張 → 気管支喘息の治療（喘息治療薬）

アドレナリン効果薬：どの受容体に作用するかで効果が異なる（α_1、β_1、β_2）

- 交感神経系の終末部
- アドレナリン効果薬（α_1作用薬）
- ノルアドレナリン
- 血管
- α_1受容体

→ 血管が収縮する

- 血圧が上がる → 血圧が下がったときの治療（昇圧薬）
- 出血をとめる
- 鼻づまり：毛細血管が拡張して鼻の粘膜がむくむ → 毛細血管が収縮してむくみがとれる → 鼻づまりを治す
- 目の充血：毛細血管が拡張している → 充血がとれる（毛細血管が収縮する）→ 目の充血を治す

- 交感神経系の終末部
- ノルアドレナリン
- アドレナリン効果薬（β_1作用薬）
- β_1受容体
- 心臓
- 心拍数がふえる

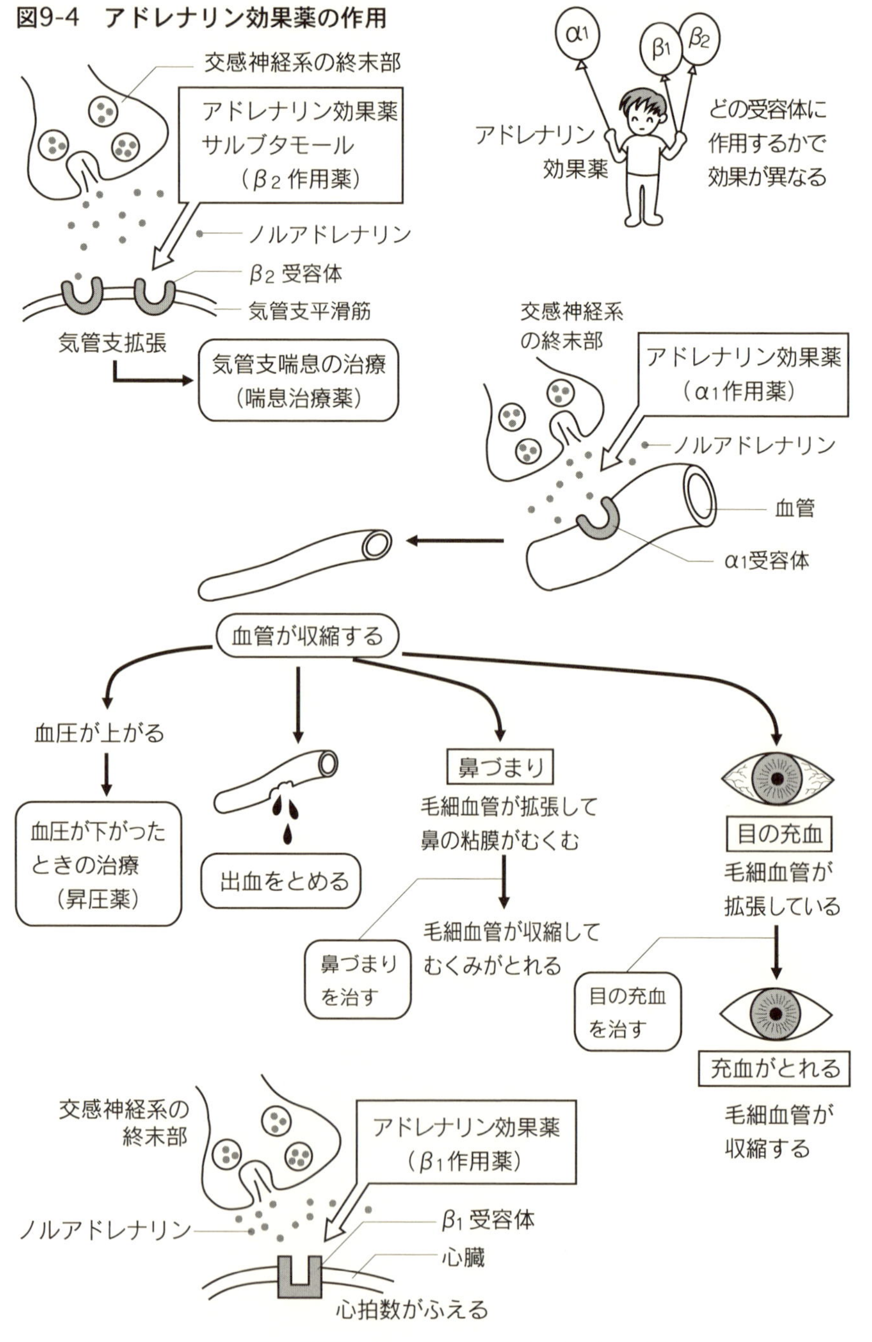

図9-5　抗アドレナリン効果薬の作用

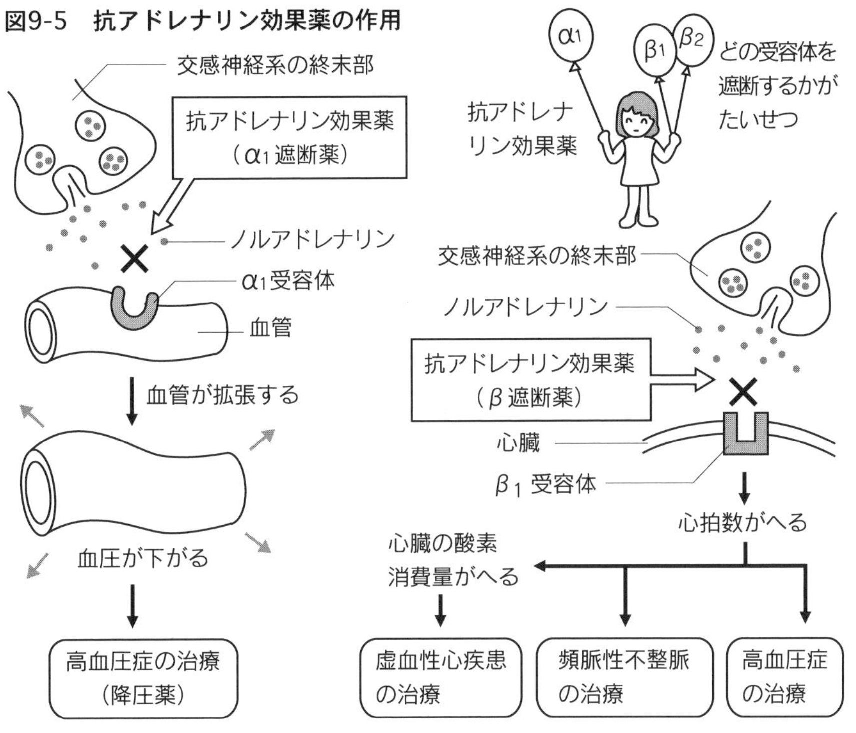

治ってきます。

またα_1作用薬は血管を収縮させて血圧を上げますし、β_1作用薬は心臓を興奮させて血圧を上げます。

抗アドレナリン効果薬の働き

抗アドレナリン効果薬は、交感神経系の働きをおさえますが、臨床的には高血圧症の治療、頻脈性の不整脈（ふせいみゃく）の治療、狭心症（きょうしんしょう）の治療などに使用されます（図9－5）。

つまり、α_1受容体を遮断するプラゾシンなどのα_1遮断薬は、血管のα_1受容体を遮断して血管を拡張させ、血圧を下げますので高血圧症の治療に用います。

プロプラノロールをはじめとするβ遮断薬は、心臓のβ_1受容体を遮断して心拍数をへらし、心臓の酸素の使用量をへらしますので、心臓の筋肉への血流の不足でおこる心筋虚血(しんきんきょけつ)や狭心症の治療に用いられますし、高血圧症の治療にも使用されます。また、心臓のβ_1受容体を遮断して頻脈性の不整脈を改善します。

β遮断薬には、アテノロールやアセブトロールのようにかなり選択的にβ_1受容体を遮断する薬と、プロプラノロールをはじめとするβ_1受容体だけでなくβ_2受容体も遮断する作用をもったものとがありますが、上にのべたような目的のためにはβ_1受容体だけを遮断する選択的β_1遮断薬のほうがすぐれています。

使用上の注意

β遮断薬は、気管支喘息を悪化させる可能性がありますので、これらの患者さんには、十分に注意して投与するか、使用しないようにします。

また使用中の患者さんは、急にやめると、血圧が急に上がったり、狭心症が悪化したりするので注意が必要です。

4　副交感神経系

アセチルコリンが働く

副交感神経系も節前線維はアセチルコリンをもった神経ですが、交感神経系とは異なり、副交感神経節でアセチルコリンをふくむ神経にバトンタッチされます（96ページ図９－２）。そのため副交感神経系の末端の部分である終末部からは、アセチルコリンが出てきます。

副交感神経系では、アセチルコリンが各臓器にあるアセチルコリン受容体にくっついて、副交感神経刺激の効果が現れることになります。

アセチルコリンの受容体にも、少しずつ構造のちがうサブタイプがあります。副交感神経系の終末部から出るアセチルコリンがくっつく受容体は、ムスカリン性受容体といわれ、神経と筋肉との接合部や自律神経節にあるアセチルコリン受容体は、ニコチン性受容体といわれます。

副交感神経系の働き

交感神経系が闘ってエネルギーを使用するような働きをするのに対して、副交感神経系は逆にエネルギーを取り込み、蓄えようとする働きをします（99ページ図9－3）。

つまり、胃や腸の平滑筋（へいかつきん）の緊張を高め、運動を促進し、唾液（だえき）や胃液や腸液などの腺分泌をうながします。そのため、食べ物の消化や吸収が促進されます。括約筋（かつやくきん）はゆるんで、腸の内容物の輸送がうまくいくようになります。膀胱（ぼうこう）でも、平滑筋が収縮して膀胱のなかの圧力が高まり、括約筋が弛緩して出口が開きますので、うまく排尿されることになります。目では、瞳孔が小さくなる縮瞳（しゅくどう）＊1がおこります。

これらの働きは、身体が安静なときに行えばよいことなので、気管支は収縮し、心臓機能も抑制されます。

副交感神経系に作用する薬

副交感神経系に作用する薬もコリン効果薬（副交感神経興奮薬）と抗コリン効果薬（副交感神経遮断薬）とに分けることができ、しかもそれぞれの作用はまったく反対です。

コリン効果薬は副交感神経系の働きを強め、抗コリン効果薬は逆に副交感神経系の働きを弱めます。

コリン効果薬の働き

副交感神経系の作用を強めるコリン効果薬のおもな臨床応用は、手術後の膀胱や腸管の麻痺の治療、緑内障（りょくないしょう）＊2の治療、重症筋無力症（じゅうしょうきんむりょくしょう）の治療などです。

コリン効果薬は、直接アセチルコリンの受容体を刺激する直接的コリン効果薬と、アセチルコリンの分解酵素であるアセチルコリンエステラーゼの働きを阻害し、その結果アセチルコリンが分解されずに作用が強く現れる間接的コリン効果薬とがあります（次ページ図9－6）。

＊1縮瞳　虹彩にある瞳孔括約筋の収縮か瞳孔散大筋の弛緩によって、瞳孔が小さくなることです。

＊2緑内障　眼内圧亢進によって視機能が障害を受ける疾患です。中年以降に発症頻度が高くなります。

図9-6　コリン効果薬の作用

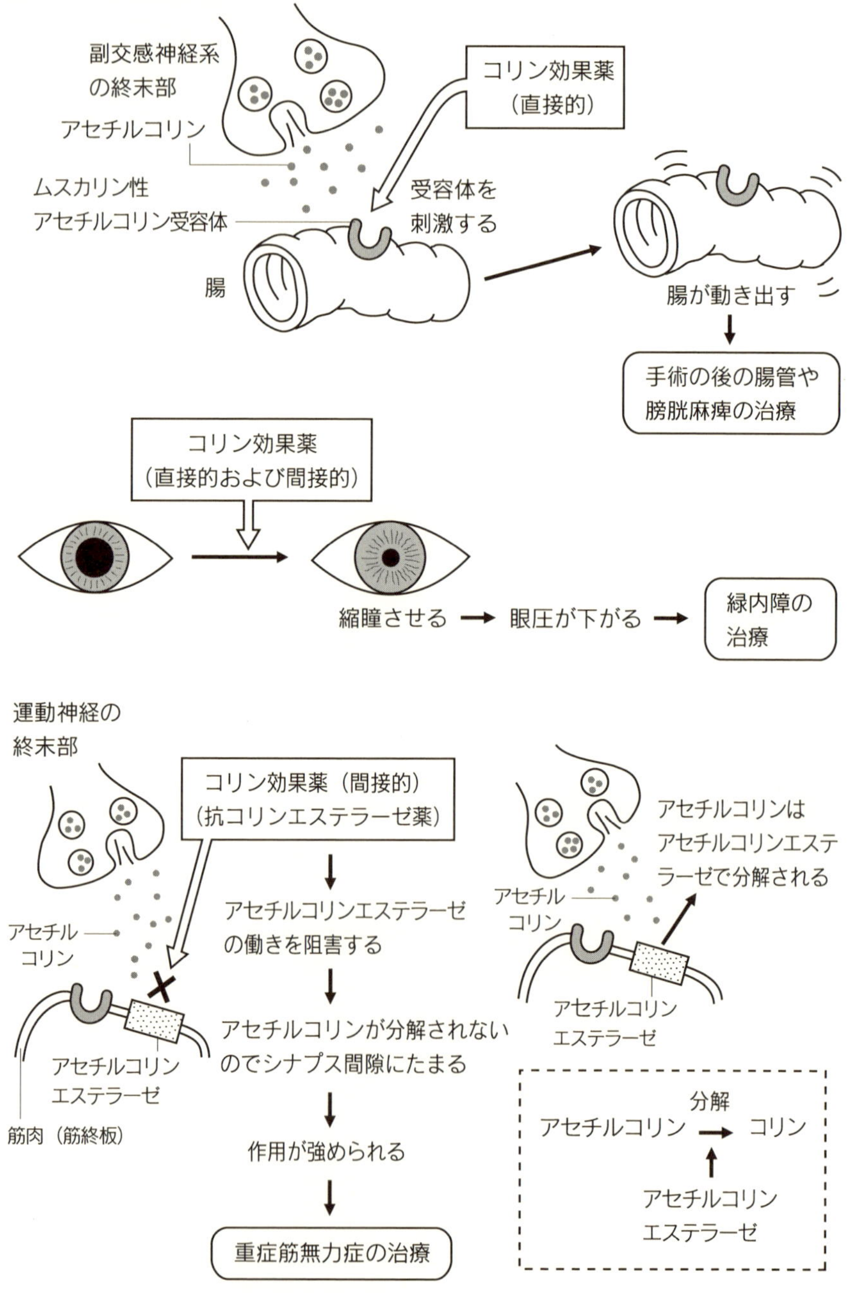
副交感神経系
の終末部
アセチルコリン
ムスカリン性
アセチルコリン受容体
コリン効果薬
（直接的）
受容体を
刺激する
腸
腸が動き出す
手術の後の腸管や
膀胱麻痺の治療
コリン効果薬
（直接的および間接的）
縮瞳させる
眼圧が下がる
緑内障の
治療
運動神経の
終末部
コリン効果薬（間接的）
（抗コリンエステラーゼ薬）
アセチル
コリン
アセチルコリンエステラーゼ
の働きを阻害する
アセチルコリンが分解されない
のでシナプス間隙にたまる
作用が強められる
重症筋無力症の治療
アセチルコリン
エステラーゼ
筋肉（筋終板）
アセチルコリンは
アセチルコリンエステ
ラーゼで分解される
アセチル
コリン
アセチルコリン
エステラーゼ
分解
アセチルコリン
コリン
アセチルコリン
エステラーゼ

腹腔内臓器の手術や膀胱の手術の後には、しばらく腸や膀胱が麻痺して排便や排尿がみられないことがあります。消化管や膀胱の平滑筋に比較的選択的に作用するベタネコールなどのコリン効果薬は、麻痺したこれらの臓器の運動を促進させますので、排便や排尿がみられるようになります。

コリン効果薬を点眼すると縮瞳がおこり、眼の前房水の流れがよくなり、眼圧が下がるため緑内障の治療に用いられます。

間接的コリン効果薬（抗コリンエステラーゼ薬）が治療に用いられる疾患でたいせつなのは、重症筋無力症です。

この病気では、神経と筋肉との接合部のアセチルコリン受容体に、なんらかの障害がある可能性が考えられています。そのため少し筋肉を使っただけで、すぐに筋肉が動かなくなり、声が出なくなったり、力が入らなくなったりします。

ネオスチグミンなどの間接的コリン効果薬は、神経と筋肉接合部にあるアセチルコリンの分解酵素であるアセチルコリンエステラーゼの働きをおさえますので、そのためアセチルコリンが分解されなくなり、ふたたび筋肉の収縮がおこるようになります。

抗コリン効果薬の働き

アトロピンやスコポラミンなどの抗コリン効果薬は、副交感神経系の働きをおさえますが、臨床的には、手術のまえの気道分泌の抑制、鎮けい薬、胃潰瘍の治療などに用いられます（次ページ図９－７）。

抗コリン効果薬は、そのものがアセチルコリン受容体にくっつき、アセチルコリンが受容体にくっつくのを妨害して作用します。そのため、アセチルコリンの作用が現れなくなります。

あらかじめ抗コリン効果薬をあたえておきますと、麻酔中の気管支の分泌がおさえられます。また、手術中の迷走神経反射などをおさえますので、手術のまえに用いられます。

抗コリン効果薬がもっともよく使用されるのは腹痛の治療です。多くの場合、腹痛は消化管や尿管などの平滑筋のけいれん性収縮でおき

図9-7　抗コリン効果薬の作用

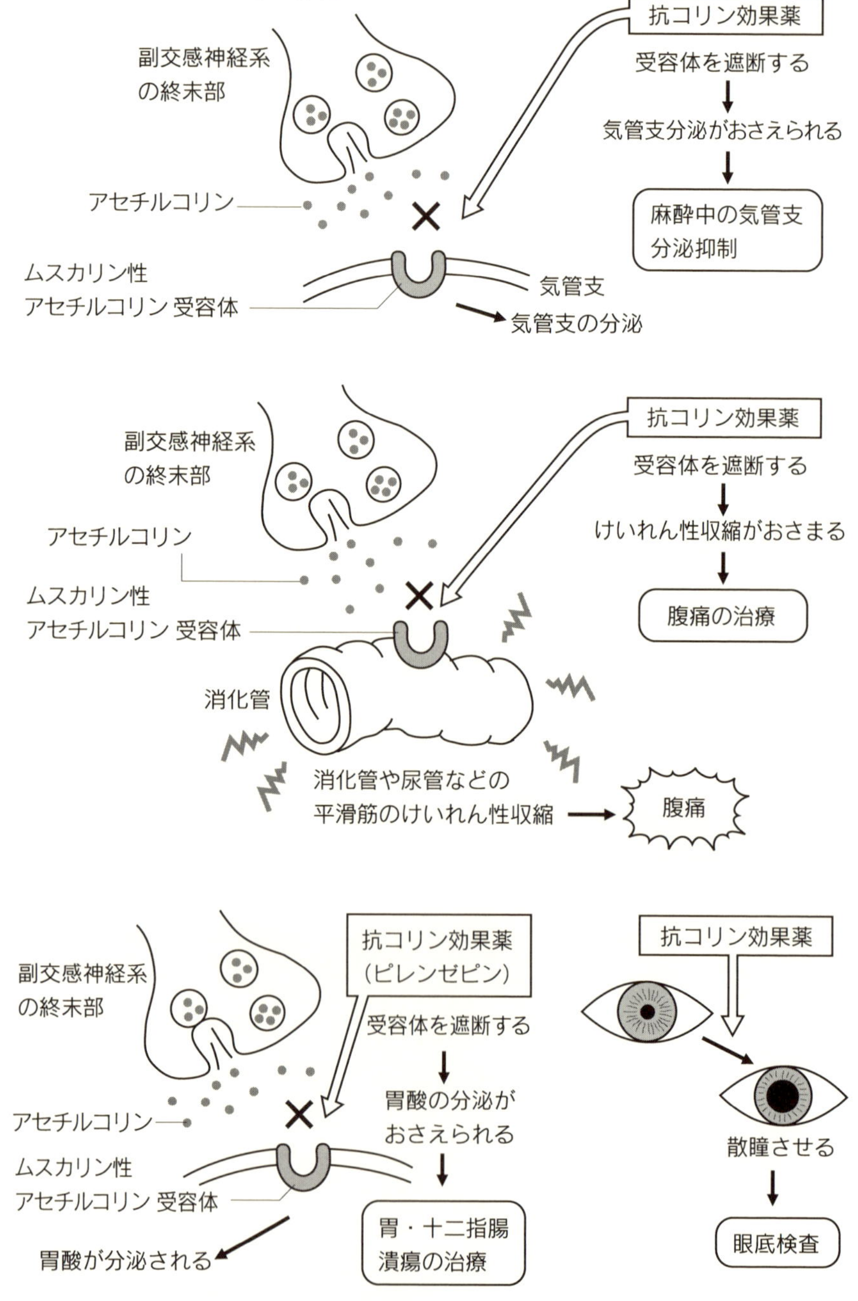

ますが、それをおこしているのはアセチルコリンですから、抗コリン効果薬を使用すると腹痛が治ることになります。

胃のアセチルコリン受容体が刺激されると、胃酸の分泌が亢進します。胃のアセチルコリン受容体を遮断して胃酸分泌を抑制するピレンゼピンは、有効な胃・十二指腸潰瘍の治療薬です。

また抗コリン効果薬で比較的中枢神経系に選択的に作用するトリヘキシフェニジル塩酸塩などの薬物は、パーキンソン病の治療に用いられます。パーキンソン病では脳の黒質—線条体のドパミン神経が障害されており、手や足のふるえや、運動障害などの症状が出現します。

健康な人では、このドパミン神経はアセチルコリン神経をおさえるように作用しています。パーキンソン病ではドパミン神経が障害されるため、アセチルコリン神経に対するおさえがきかなくなって、アセチルコリン神経の働きが強くなっており、それを抗コリン効果薬がおさえるために症状が改善されると考えられています（本章7.「パーキンソン病を治す」参照）。

抗コリン効果薬を点眼すると散瞳しますので、ホマトロピンやトロピカミドなどのごく作用時間の短い抗コリン効果薬は、眼底検査などのときに散瞳するために用いられます。

●よく使われる薬

■アドレナリン効果薬——p.98

一般名	商品名
【カテコラミン系】	
エピネフリン（アドレナリン）	アドレナリン／ボスミン
ノルエピネフリン（ノルアドレナリン）	ノルアドレナリン
【非カトコラミン系】	
エチレフリン塩酸塩	エホチール
【主としてα_1刺激】	
フェニレフリン塩酸塩	ネオシネジン
【β受容体刺激】	
イソプレナリン塩酸塩	プロタノール-L
オルシプレナリン硫酸塩	アロテック
硫酸イソプレナリン配合	ストメリンD

【β_2選択的刺激】

サルブタモール硫酸塩	サルタノール／ベネトリン
ツロブテロール塩酸塩	ホクナリン
トリメトキノール塩酸塩水和物	イノリン
臭化水素酸フェノテロール	ベロテック
プロカテロール塩酸塩水和物	メプチン

■抗アドレナリン効果薬――p.101

一般名	商品名
【α_1遮断薬】	
ドキサゾシンメシル酸塩	カルデナリン
ブナゾシン塩酸塩	デタントール
プラゾシン塩酸塩	ミニプレス
【$\alpha\beta$遮断薬】	
アロチノロール塩酸塩	アルマール
ラベタロール塩酸塩	トランデート
【β遮断薬-β_1非選択的】	
カルテオロール塩酸塩	ミケラン
ピンドロール	カルビスケン
プロプラノロール塩酸塩	インデラル
【β遮断薬-β_1選択的】	
アセブトロール塩酸塩	アセタノール
アテノロール	テノーミン
ベタキソロール塩酸塩	ケルロング
メトプロロール酒石酸塩	ロプレソール

■コリン効果薬――p.103

一般名	商品名
【直接的コリン効果薬】	
アセチルコリン塩化物	オビソート
ベタネコール塩化物	ベサコリン
【間接的コリン効果薬】	
アンベノニウム塩化物	マイテラーゼ
エドロホニウム塩化物	アンチレクス
ジスチグミン臭化物	ウブレチド
ネオスチグミン	ワゴスチグミン

■抗コリン効果薬――p.105

一般名	商品名
アトロピン硫酸塩水和物	硫酸アトロピン
トリヘキシフェニジル塩酸塩	アーテン
トロピカミド	ミドリンM
ピレンゼピン塩酸塩水和物	ガストロゼピン
ブチルスコポラミン臭化物	ブスコパン
メペンゾラート臭化物	トランコロン
ロートエキス	ロートエキス

10　筋肉を弛緩させる

●骨格筋弛緩薬

クラーレという毒

南米の先住民は、食用にする動物をとるために毒矢を使っていました。この毒矢の先にぬられていたのは、クラーレという毒でした。毒矢にあたった動物は、筋肉が麻痺して逃げることができませんし、最後は呼吸ができなくなって死んでしまいます。このクラーレが、現在は薬として使用されています。

なぜクラーレが筋肉を麻痺させてしまうかを考えてみましょう。

1　筋肉はなぜ収縮するか

筋終板が興奮

私たちの体の動きは、どんな小さなものでも、すべて筋肉の収縮によって行われます。では、筋肉はどのようにして収縮するのでしょうか。

筋肉を収縮させる命令は、脳や脊髄の神経から出されます。この命令が運動神経を伝わって、筋肉に伝えられて、筋肉が収縮します。

もう少し詳しく説明しますと、神経と筋肉とは、神経どうしのつなぎ目のように、少しすきまをあけて接しています。この部分が神経筋接合部といわれます。筋肉を動かす、つまり筋肉を収縮させる命令が、神経の興奮として神経筋接合部に伝えられますと、神経終末からアセチルコリンが出されます（次ページ図10―1）。このアセチルコリンが、筋肉にある筋終板という部分のアセチルコリン受容体にくっつきます。すると筋終板の部分が興奮し（これを脱分極といいま

図10-1　筋肉を弛緩させる

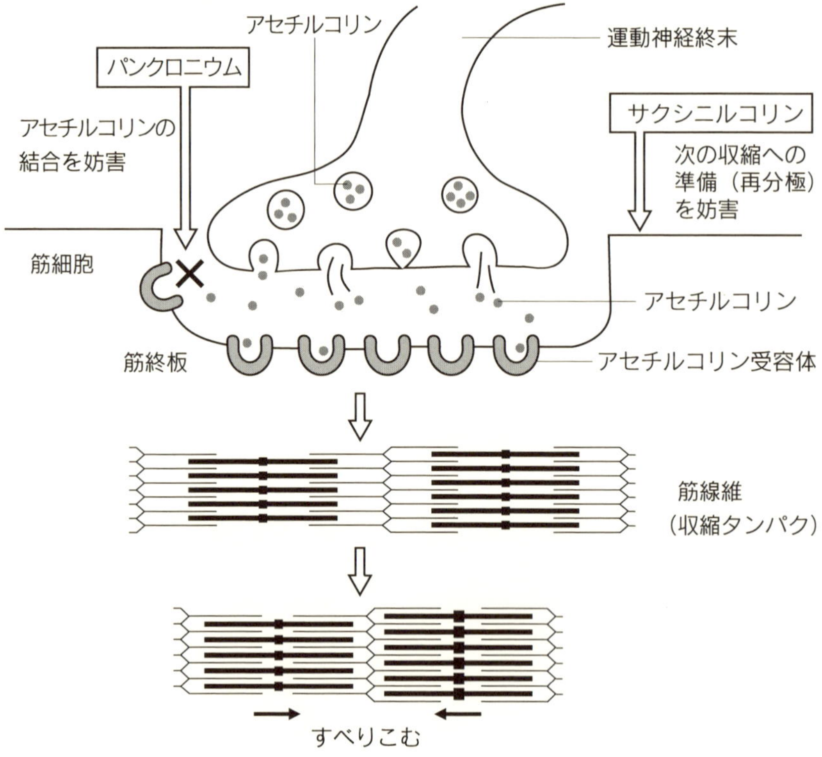

す）、その興奮が筋肉細胞に伝えられ、筋肉を構成している筋線維がちぢんで、筋肉が収縮します。

このような一連の働きで、手を動かす、足を動かす、ことばを話すといった私たちのすべての体の動きが、引きおこされることになります。

アセチルコリンの結合を妨害（競合的筋弛緩薬）

クラーレはアセチルコリン受容体にくっつき、アセチルコリンそのものが受容体にくっつくのを競合して妨害します。そのため、筋肉が収縮できなくなり、弛緩することになります。

現在は、パンクロニウムやベクロニウムなどの競合的筋弛緩薬が、このような作用メカニズムをもった骨格筋弛緩薬として使用されています。

再収縮の準備をさまたげる（脱分極性筋弛緩薬）

筋肉の収縮のメカニズムは、上にのべたとおりですが、筋肉が次の刺激に応じてふたたび収縮するためには、筋終板や筋線維や神経などの興奮を、元にもどしておかなければなりません。つまり、収縮したままでは、次の刺激に応じて筋肉は収縮することができません。このように一度収縮したら、次の刺激に対して収縮できるように準備状態をつくります。この過程を再分極といいます。

この再分極を妨害する薬、つまり筋肉が収縮した後、元にもどらなくする薬がスキサメトニウム（サクシニルコリン）などの脱分極性筋弛緩薬です。これらの薬を使うと、筋肉は最初収縮しますが、その後次の収縮のための準備ができなくなるため、筋肉は弛緩します。

2　骨格筋弛緩薬の働き

骨格筋弛緩薬（単に筋弛緩薬といわれたり、神経筋接合部遮断薬といわれたりもします）は、おもに手術のときに使われます。

筋弛緩薬を使うことで、麻酔薬の量をへらすことができたり、手術の操作がしやすくなったり、腹部の筋が弛緩するので腹部臓器の手術がしやすくなったり、骨折の整復がしやすくなったりします。

●よく使われる薬

■骨格筋弛緩薬――――p.111

一般名	商品名
【競合的拮抗薬】	
パンクロニウム臭化物	ミオブロック
ベクロニウム臭化物	マスキュラックス
【脱分極性筋弛緩薬】	
スキサメトニウム（サクシニルコリン）塩化物水和物	サクシン

2章

器官系に作用する薬

1　消化器に作用する薬

●潰瘍治療薬　●消化薬　●止瀉薬
●下剤　●制吐薬

1　胃潰瘍や十二指腸潰瘍を治す

消化性潰瘍はどうしてできるか

胃潰瘍と十二指腸潰瘍をあわせて消化性潰瘍といいます。消化性潰瘍はストレスの多い現代社会において、もっともよくみられる疾患のひとつです。

胃からは、強力な酸とタンパク質を分解するペプシン[*1]が分泌され、食べた肉などが消化されるのに、自分の胃や十二指腸そのものが消化されないのは大きな不思議です。

それは胃や十二指腸の粘膜が粘液でうまくおおわれ、胃酸やペプシンの攻撃からまもられているからです。これらの防御線がくずされたときに潰瘍ができます（図１－１）。

攻撃因子と防御因子

このように、潰瘍がどうしてできるかについては、潰瘍になるのを促進する攻撃因子と、潰瘍になるのを防ごうとする防御因子とのバランスがくずれておこるという説が理解しやすいと考えられます。

昔から、「酸がなければ潰瘍なし」（no acid, no ulcer）といわれているように、攻撃因子のうちでは、胃酸（塩酸）の分泌とペプシンの分泌の促進がもっとも重要です。

そのほかの攻撃因子としては、ガストリン[*2]分泌の促進、副交感神経系（迷走神経）の刺激、ストレスなどでおこる下垂体－副腎皮質系の

＊１ペプシン　pepsin　タンパク質を分解します。胃の主細胞で産生されるペプシノーゲンが、胃内で塩酸によって活性化されペプシンになります。

＊２ガストリン　gastrin　胃幽門部の細胞でつくられる消化管ホルモン。食べ物を刺激として分泌され、塩酸とペプシンの分泌を促進します。

図1-1　消化性潰瘍の発生

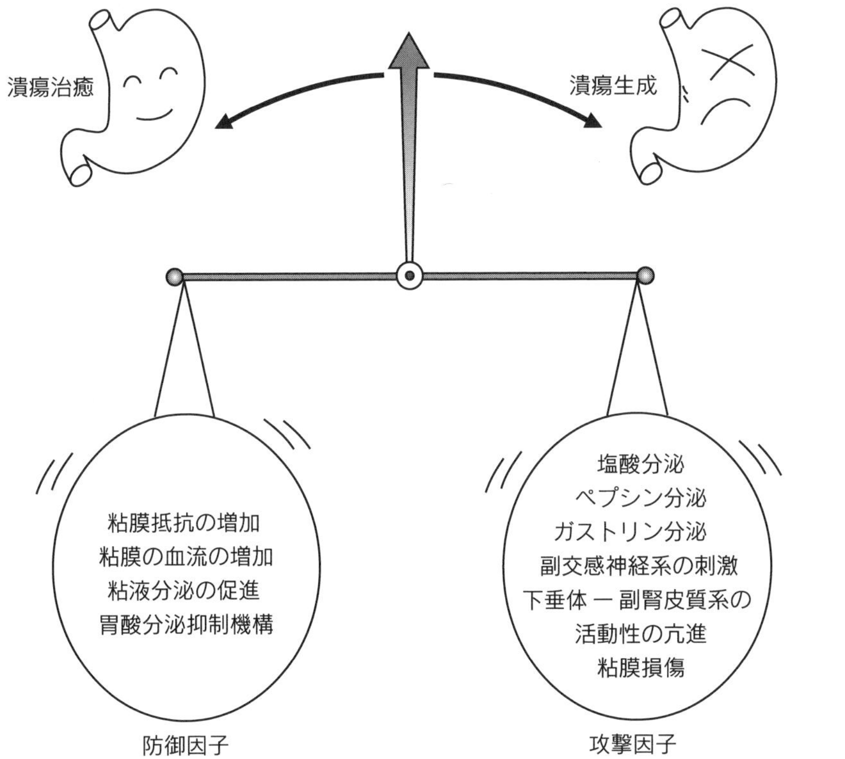

活動性の亢進（こうしん）、粘膜の損傷などがあげられます。

これに対して、胃の粘膜の血流の増加、粘膜抵抗の増加、粘液分泌の促進などが防御因子となります。

この２つの因子のせめぎあいの結果、攻撃因子が優勢になれば、消化性潰瘍ができることになります。

消化性潰瘍の治療薬のねらい

基本的に消化性潰瘍の治療は、攻撃因子を弱めたりなくしたりするか、防御因子を強めてやるかということになります。

そのため作用機序(効くしくみ)がちがういろいろな薬が、潰瘍の治療に用いられることになります。そのなかでもっとも有効なものは、胃酸の分泌を抑制する薬です。

そもそも胃酸は胃の粘膜にある壁細胞という細胞から分泌されます。図1−2はその壁細胞を拡大したものですが、壁細胞にはプロトンポンプといわれるポンプがあり、胃のなかに水素イオン(H^+、これが胃酸)を出し、代わりにカリウムイオン(K^+)を体の中に取りいれています。

壁細胞にはアセチルコリンの受容体があり、ここに副交感神経系の末端の部分から出てきたアセチルコリンがくっつくとプロトンポンプが働いて胃酸の分泌がうながされます。

壁細胞にはヒスタミン*のH_2受容体もあり、ここにヒスタミンがくっつくとやはりプロトンポンプが働いて胃酸の分泌が亢進します。

また、ガストリンの受容体もあり、ガストリンが結合することで同じような機序で胃酸の分泌が促進されます。

胃酸の分泌をおさえる

そこでどのようにして胃酸の分泌を抑制したらよいかということになります。

まず、アセチルコリンの代わりにアセチルコリン受容体にくっついてアセチルコリンがくっつくのを邪魔する薬があります。これらの薬は抗コリン効果薬とよばれていますが、そのなかで特に胃に対する選択性が強く(胃で効く)すぐれた薬としてピレンゼピンがあります。

一方、ヒスタミンH_2受容体にくっついて、ヒスタミンがくっつくのを邪魔することで胃酸の分泌をおさえる薬が、シメチジン、ラニチジン、ファモチジンなどの抗ヒスタミン薬ですが、この種の薬はH_2遮断薬とよばれています。

胃酸の分泌をもっとも効果的に抑制したければ、プロトンポンプそのものに作用してそのポンプ作用を抑制し、胃酸の分泌をおさえるのがよいことになりますが、このような作用をもった薬がオメプラゾー

---

*ヒスタミン histamin 情報伝達物質オータコイドの一種。炎症やアレルギー反応の発現に重要な関わりがある、血圧低下や胃液分泌亢進などの作用があります。

図1-2　胃・十二指腸潰瘍を治す薬

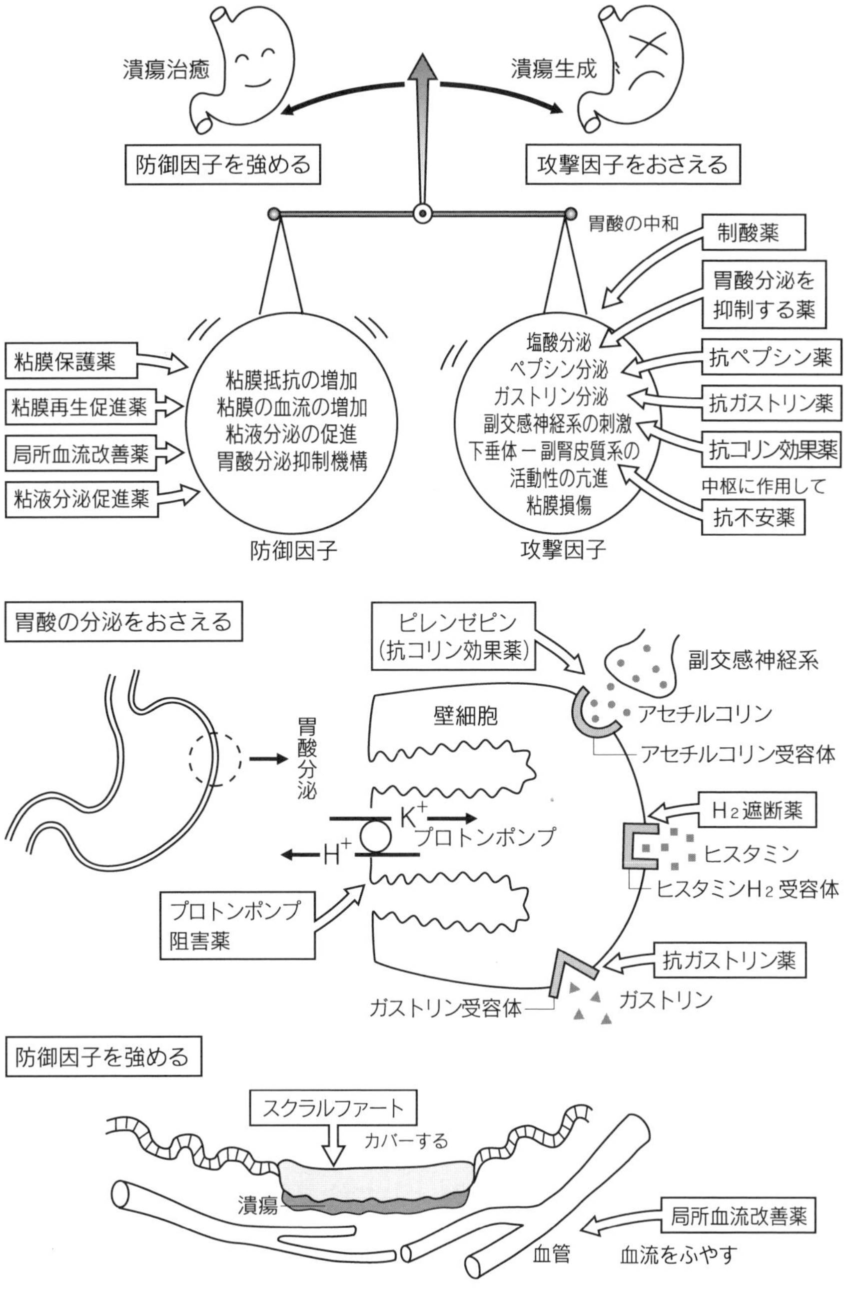

潰瘍治癒
潰瘍生成
防御因子を強める
攻撃因子をおさえる
胃酸の中和
制酸薬
胃酸分泌を抑制する薬
粘膜保護薬
粘膜再生促進薬
局所血流改善薬
粘液分泌促進薬
粘膜抵抗の増加
粘膜の血流の増加
粘液分泌の促進
胃酸分泌抑制機構
塩酸分泌
ペプシン分泌
ガストリン分泌
副交感神経系の刺激
下垂体ー副腎皮質系の活動性の亢進
粘膜損傷
抗ペプシン薬
抗ガストリン薬
抗コリン効果薬
中枢に作用して
抗不安薬
防御因子
攻撃因子
胃酸の分泌をおさえる
ピレンゼピン(抗コリン効果薬)
副交感神経系
壁細胞
アセチルコリン
アセチルコリン受容体
胃酸分泌
K^+
H^+
プロトンポンプ
H_2遮断薬
ヒスタミン
ヒスタミンH_2受容体
プロトンポンプ阻害薬
抗ガストリン薬
ガストリン受容体
ガストリン
防御因子を強める
スクラルファート
カバーする
潰瘍
局所血流改善薬
血管
血流をふやす

ルなどのプロトンポンプ阻害薬です。

これらの胃酸分泌抑制薬は画期的な薬です。歴史的にはもっとも古いH_2遮断薬であるシメチジンの出現により、それまで手術で治療されていた難治性潰瘍が治るようになり、手術の数が激減したくらいです。

そのほかに攻撃因子をへらす薬としては、プログルミドなどの抗ガストリン薬もあります。これはガストリン受容体に代わりにくっつき、ガストリンがくっつくのを邪魔して胃酸の分泌をおさえます。

制酸薬

このように積極的に胃酸の分泌をおさえるのではなく、出てきた胃酸を中和しようというのが炭酸水素ナトリウム（重曹）や乾燥水酸化アルミニウムゲルなどの制酸薬です。昔から広く民間で使用されてきたもので、特に重曹はよく知られています。制酸薬は胃酸を中和して、酸の刺激による痛みをやわらげ、ペプシンの活性も抑制します。

抗不安薬

消化性潰瘍はストレスと関係の深い病気です。そこでストレスに対する適当な対応も必要という観点から抗不安薬が用いられることもよくあります。

このように消化性潰瘍の治療薬としては、攻撃因子を弱めたりなくしたりするものが多くをしめています。

防御因子を強める薬

一方、防御因子を強めるのも有効な治療になります。

薬が潰瘍の底のタンパク質と結合して潰瘍を胃酸からまもる粘膜保護薬、粘膜の血液の流れをよくするとともに創傷の治りを促進させる粘膜再生促進薬、粘膜の血液の流れをふやして潰瘍の治りをうながす局所血流改善薬、潰瘍面を保護する作用のある粘液の分泌をうながす粘液分泌促進薬などが防御因子を強める薬です。

作用の強さからいくと攻撃因子をおさえる薬より防御因子を強める薬のほうが弱いといえますが、エンプロスチル、ミソプロストールなどのプロスタグランジン製剤は、胃粘膜の血流を強力に増加させ、胃の粘液分泌を促進させ胃酸分泌もおさえますので、すぐれた抗潰瘍薬として用いられています。スクラルファートは潰瘍面をおおって潰瘍が治るのを助けます。

消化性潰瘍の治療には、これらの薬が組み合わされて用いられることもよくあります。

消化性潰瘍との関連性でヘリコバクター・ピロリという菌（ピロリ菌）が問題にされています。ピロリ菌が胃にすみついていることが、消化性潰瘍の発症と関連しているだけでなく、胃癌の発症とも関連するともいわれています。そのためアモキシシリンやクラリスロマイシンなどの抗生物質とプロトンポンプ阻害薬とを併用することでこの菌をやっつける除菌治療が行われています。除菌することで消化性潰瘍の治療が促進され再発が少なくなります。

2　消化を助ける薬

食べ物の消化には多くの酵素が関与しています。基本的にはこれらの消化酵素の分泌をうながせば、消化が促進されることになります。

消化酵素製剤

ジアスターゼやパンクレアチンなどの消化酵素そのものを薬物として用いるもので、消化不良や食欲不振の治療などに使用されます。

アセチルコリン作用薬

消化管の平滑筋に作用して消化管運動を促進したり、消化液の分泌を促進したりする薬です。

利胆薬

基本的には消化管への胆汁の分泌を促進する薬が利胆薬ですが、肝細胞からの胆汁分泌を促進するウルソデオキシコール酸のような催胆薬と十二指腸のオッジ筋を弛緩させ胆汁の排泄を促進するフロプロピオンのような排胆薬とがあります。消化薬というより胆汁のうっ滞

図1-3　消化を助ける

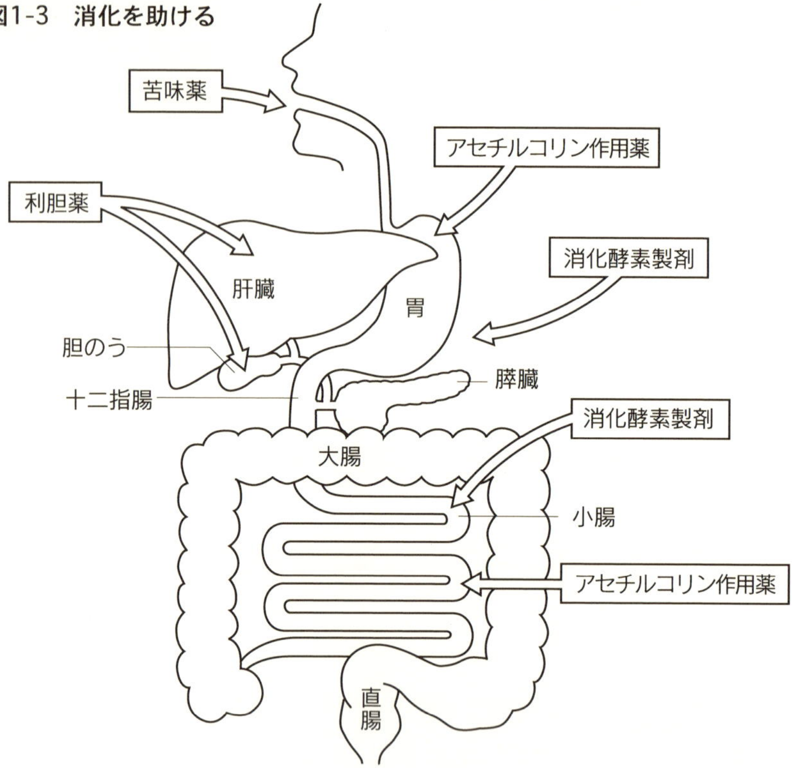

（たまること）があるようなときに用いられます。

3　下痢をとめる

下痢はどうしておこるか

下痢をとめる薬は、止瀉薬とよばれます。

まず下痢はどうしておこるかを考えてみましょう。下痢の原因はいろいろありますが、多いのは細菌などによる腸の炎症でおこる下痢です。

細菌などの毒素は、腸の粘膜からナトリウムや水が吸収されるのをさまたげ、そのため腸のなかの水が多くなり便がやわらかくなります。また、腸の粘膜に侵入した細菌やウィルスは、そこに炎症をおこし、粘膜から液体を腸のなかに出させ、腸の運動である蠕動(ぜんどう)を亢進させます。そのため便がやわらかくなり、腹痛がおこります。

これが細菌などの炎症による下痢で、そこで細菌をやっつける抗生物質の使用と同時に輸液が行われます。細菌性の下痢などは、生体が有害物質を体の外に出そうとしている反応とも考えられ、止瀉薬で下痢をとめてしまうのは必ずしもよくないとされています。

そのほかに炎症がなくても、腸の運動が亢進したり、腸からの水の吸収がさまたげられれば、便はやわらかくなり下痢となります。精神的な緊張(きんちょう)やストレスなどでも、腸の運動が亢進して下痢がおこります。

下痢をとめる

下痢には、その原因に応じた治療がたいせつです。感染(かんせん)による下痢には、輸液や抗生物質などが用いられますが、精神的なものと深く関係する過敏性腸症候群(かびんせいちょうしょうこうぐん)*などの下痢には、止瀉薬のほかに抗不安薬などが併用されます。

組織のタンパク質と結合して水にとけない物質をつくるような薬を収れん薬といいますが、よく下痢の治療に用いられます（次ページ図1－4）。

収れん薬は、組織のタンパク質と結合した物質をつくり、粘膜をおおって保護し、粘膜のむくみをとったり、腸からの分泌を抑制し、細菌の発育をおさえ、神経の知覚をにぶくさせます。

代表的な収れん薬として、次硝酸(じしょうさん)ビスマスやタンニン酸アルブミンなどが昔から使われてきました。

また、水にとけないこまかい粉末で他の物質を吸着しやすい薬用炭(やくようたん)などの吸着薬(きゅうちゃくやく)も、腸内の有害物質を吸着しますので止瀉薬として用いられます。

乳酸菌やビフィズス菌などの菌製剤を整腸剤といいますが、これら

＊過敏性腸症候群　器質的疾患とは無関係におこる腸の運動および分泌機能の失調、特に腸のけいれん、緊張亢進、蠕動亢進、分泌亢進などをきたす症候群のことです。便通異常、腹痛、ガス症状などがみられます。

図1-4　下痢をとめる

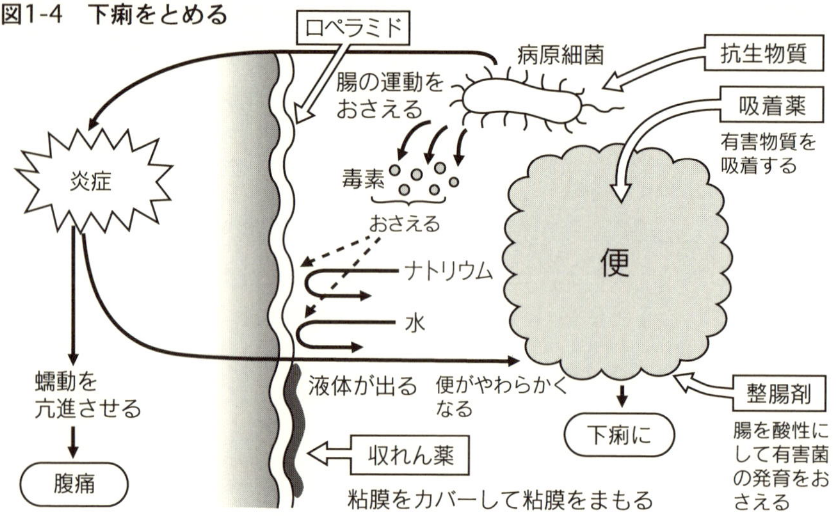

の薬は腸内を酸性にして有害菌の発育をおさえます。

そのほかに腸の運動をおさえる塩酸ロペラミドも下痢の治療に用いられます。

4　便秘を治す

下剤の作用機序

便の排泄をうながす薬は、まとめて下剤(げざい)とよばれますが、作用がきわめて強い場合を峻下剤(しゅんげざい)、おだやかな場合を緩下剤(かんげざい)といいます。緩下剤はおもに便秘の治療に用いられます。

下剤の作用機序(さようきじょ)としては、腸の運動を促進させるものと、便をやわらかくして排泄をうながすものと、その両者の作用をもつものとがあります。腸の運動を亢進させて便の排泄を促進する薬は、刺激性下剤(しげきせいげざい)といわれますが、腸の運動亢進のために、ときには腹痛をおこすことがあります。

図1-5　便秘を治す

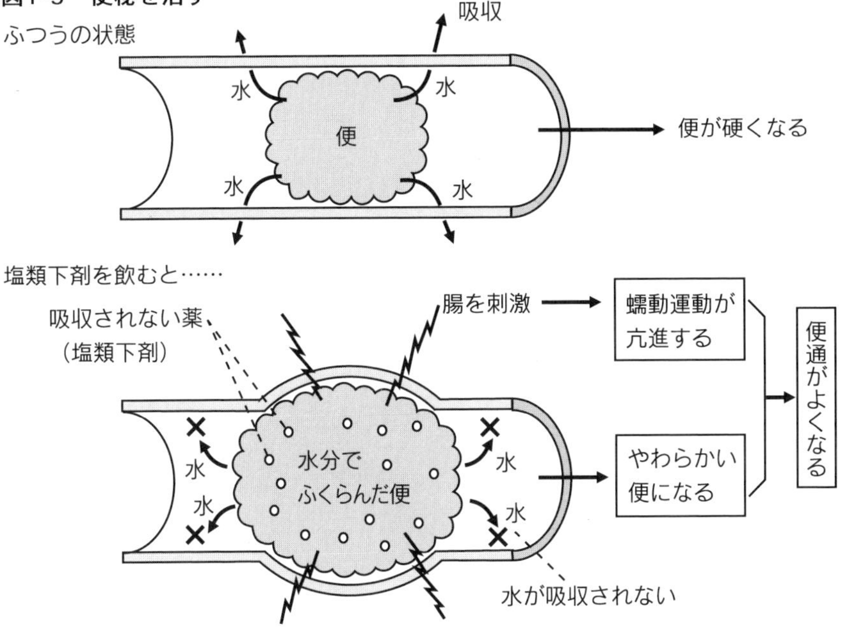

腸のなかに水分をためて便をやわらかくしたり、便の量をふやして腸の運動を促進させて排便させるものは塩類下剤といわれます。

腸のなかにほとんど吸収されないものがたくさん入ってくると、これらの物質が腸の水分を吸収するので、便がやわらかくなり量がふえてきます。水分でボリュームがふえた便が、腸を刺激して腸の運動を亢進させます。その結果、軟便（なんべん）が排泄されます。硫酸マグネシウム水和物は代表的な塩類下剤です。不消化な線維性（せんいせい）の食べ物をとると便通（べんつう）によいのも同じ原理です（図１－５）。

多くの緩下剤がこのような作用機序で便通をうながしています。

ヒマシ油は、小腸を刺激して猛烈な下痢をおこしますので、昔は峻下剤として使われていました。現在は腸の検査や手術のまえに腸の内容物を空（から）にするためには、塩類下剤であるクエン酸マグネシウムなどが用いられます。

そのほかにセンノシドやセンナのような腸の運動を亢進させる刺激性下剤といわれる緩下剤もよく用いられます。

5　嘔吐や嘔気をとめる

制吐薬

嘔吐（おうと）をとめたり嘔気（おうき）（吐きけ）をとめる薬が制吐薬（せいとやく）といわれます。

嘔吐は脳の第四脳室底CTZ（chemoreceptor trigger zone）にあるドパミン受容体が刺激され、その刺激が延髄の嘔吐中枢に伝えられておこります。そこでこのドパミン受容体を遮断するメトクロプラミドやドンペリドンなどのドパミン拮抗薬（きっこうやく）が、妊娠（にんしん）のつわりや食中毒や乗り物酔（よ）いなどの嘔吐や嘔気の治療に用いられます。

抗癌剤の嘔吐・嘔気対策

ふつうみられるものとはちがう嘔吐に、抗癌剤を使ったときの嘔吐や嘔気があります。

シスプラチンなどの抗癌剤による嘔気や嘔吐は、がんこで、しかもドパミン拮抗薬ではなかなか効果がありませんでした。これらの抗癌剤を使用しますと、腸の粘膜にセロトニンがたくさん遊離（ゆうり）されます。そのセロトニンが腸の粘膜にある5-HT$_3$受容体にくっついて、副交感神経系を刺激して嘔吐をおこします。

オンダンセトロン、グラニセトロン、アザセトロンなどの5-HT$_3$受容体拮抗薬は、腸の5-HT$_3$受容体を遮断して刺激が延髄に伝えられるのを妨害（ぼうがい）したり、延髄で嘔吐をおこす化学受容体を5-HT$_3$受容体を遮断しておさえることで、抗癌剤の副作用でおこる嘔吐や嘔気の治療に効果をあげています。

●よく使われる薬

■潰瘍治療薬――――p.115

一般名	商品名
【抗コリン効果薬】	
ピレンゼピン塩酸塩水和物	ガストロゼピン
【H_2遮断薬】	
シメチジン	タガメット
ファモチジン	ガスター
ラニチジン塩酸塩	ザンタック
【プロトンポンプ阻害薬】	
オメプラゾール	オメプラール
ランソプラゾール	タケプロン
ラベプラゾール	パリエット
エソメプラゾール	ネキシウム
【抗ガストリン薬】	
プログルミド	プロミド
【制酸薬】	
乾燥水酸化アルミニウムゲル	アルミゲル
炭酸水素ナトリウム	炭酸水素ナトリウム／重曹
【制酸剤を配合した消化性潰瘍治療薬*】	
	キャベジンU
	コランチル
	マーズレンS
	メサフィリン
【抗不安薬】→p.75 参照	
【粘膜保護薬】	
スクラルファート	アルサルミン
レバミピド	ムコスタ
【粘膜再生促進薬】	
アズレンスルホン酸ナトリウム	アズノール
ゲファルナート	ゲファニール
テプレノン	セルベックス
幼牛血液抽出物	ソルコセリル
【局所血流改善薬】	
エンプロスチル	カムリード
オルノプロスチル	ロノック
ミソプロストール	サイトテック
レバミピド	ムコスタ
【粘液分泌促進薬】	
【抗ペプシン薬】	
アルジオキサ	アランタSF／アランタSP／イサロン
スクラルファート	アルサルミン
【ピロリ菌の除菌に使われる抗生物質】	
アモキシシリン水和物	サワシリン
クラリスロマイシン	クラリス

■消化薬――――p.119

一般名	商品名
【消化酵素製剤】	
ジアスターゼ	ジアスターゼ
パンクレアチン	パンクレアチン
【利胆薬】	
ウルソデオキシコール酸	ウルソ
ケノデオキシコール酸（胆石溶解薬）	チノ
デヒドロコール酸（利胆薬）	デヒドロコール酸
ヒメクロモン（利胆薬）	エーデシンC
フロプロピオン（排胆薬）	コスパノン

■止瀉薬――――p.121

一般名	商品名
ロペラミド塩酸塩	ロペミン
【収れん薬】	
次硝酸ビスマス	次硝酸ビスマス
タンニン酸アルブミン	タンナルビン／タンニン酸アルブミン

＊この項目に掲載した商品は、広く使われているので掲載しましたが、いずれも３～４種類の薬物が配合されているので、一般名は省略しました。

【吸着薬】

天然ケイ酸アルミニウム　アドソルビン

薬用炭　薬用炭

【殺菌薬】

ベルベリン塩化物水和物　塩化ベルベリン

【整腸剤】

乳酸菌製剤（ラクトミン製剤）　ビオフェルミン

乳酸菌製剤（ビフィズス菌）　ビフィダー

■下剤 p.122

一般名	商品名
【峻下剤】	
ヒマシ油	ヒマシ油
【緩下剤】	
【塩類下剤】	
酸化マグネシウム	酸化マグネシウム
硫酸マグネシウム水和物	硫酸マグネシウム
【膨張性下剤】	
カルメロースナトリウム（カルボキシメチルセルロースナトリウム）	バルコーゼ
【刺激性下剤－大腸】	
センナ	センナ
センノシド	プルゼニド
ダイオウ	ダイオウ
ピコスルファートナトリウム	ラキソベロン
ビサコジル	テレミンソフト
【大腸検査・腹部手術用薬】	
クエン酸マグネシウム	マグコロール／マグコロールP

■制吐薬 p.124

一般名	商品名
【ドパミン神経遮断】	
ドンペリドン	ナウゼリン
メトクロプラミド	プリンペラン
【セロトニン5-HT$_3$拮抗薬】	
アザセトロン塩酸塩	セロトーン
オンダンセトロン塩酸塩水和物	ゾフラン
グラニセトロン塩酸塩水和物	カイトリル
【抗ヒスタミン薬】	
ジフェンヒドラミン・ジプロフィリン配合	トラベルミン
ジメンヒドリナート	ドラマミン

2 心臓に効く薬

●強心薬　●不整脈治療薬　●虚血性心疾患治療薬

1　心臓の3つの特色

働き者の心臓

考えてみれば、心臓ほど働き者の臓器は少ないかもしれません。なにしろ私たちが生まれてからこのかた、昼も夜も、寝ているときも起きているときも、ずっと休まず血液を送りだしつづけているわけですから。

しかもそのリズムは必ずしも一定ではなく、運動したり、はらはらすることなどがあれば速く、リラックスしたり、安静にしていればゆっくり、とたいへんな調節をしています。

ところでこのような心臓にもいくつかの特色があります。

心臓はポンプである

そのひとつは、いうまでもなく血液を全身に送りだすというポンプとしての心臓の働きです。

ひとくちにポンプといいますが、きちんと血液が送りだされるためには、心臓が十分に収縮する力を出せること、一定のリズムで、ときには状況に応じてリズムを変えて、血液を送りだせることなどが必要です。

心臓が収縮するまでをみてみましょう（次ページ図2－1）。

最初に収縮の命令を出すのは、上のほうにある洞房結節で、ここで心臓の収縮のリズムをつくりだします。そこからの刺激が、心臓のなかに張りめぐらされた刺激伝導系をとおって、最後に心臓の筋肉であ

図2-1　心臓の働きと心臓に作用する薬

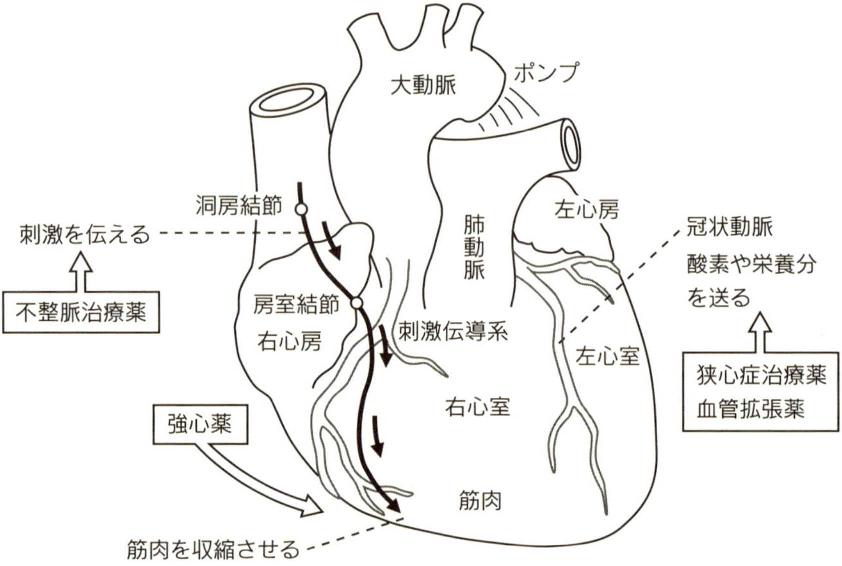

る心筋に伝えられ、心筋が収縮して、心臓から血液が送りだされます。

また心臓は自分から興奮する自動興奮性という性質をもっていて、これにはやはり刺激伝導系が関係します。これらのどこに問題があっても、血液をうまく送りだすことができなくなります。

心臓は筋肉である

次の特色は心臓の大部分は筋肉であるということです。つまり心臓は、なかに大きな空洞をもった筋肉のかたまりということもできます。しかし、ふつうの筋肉とはちがって、まるでつかれを知らないで、つねに収縮を繰りかえすことができるようになっています。この心臓の筋肉の収縮力が低下してしまい、血液を十分に送りだせない状態を心不全といいます。

心臓は生きている―十分な酸素と栄養を―

最後の特色は、心臓も生きている臓器だということです。これだけ苛酷に動きつづけるわけですから、それだけたくさんの酸素やブドウ糖などの栄養分を必要とします。心臓のなか（内腔）は酸素も栄養分もたっぷり入った血液で満たされていますが、皮肉なことに心臓はこれらを直接取ることはできません。

では心臓はそれらをどこから手に入れているかといいますと、心臓の筋肉にめぐらされた血管である冠状血管から運ばれてきた血液から手に入れています。つまり冠状動脈は、心臓の筋肉へ酸素やブドウ糖などを届けるためのたいせつな道ということができます。

したがって、この血管の血液の流れが悪くなれば、心臓はお手上げの状態になりますし、それが完全につまってしまいますと、そのさきの筋肉が死んでしまいます（壊死）。これが心臓も生きているという意味です。

まとめてみますと、①心臓はポンプとして血液を全身に送りだす働きをしていること、②心臓は特殊な筋肉からできていること、③そして生きた臓器であることなどが特色で、そのどこに障害があってもうまく血液を送りだすことができなくなるということです。

2　心臓を強くする薬

心不全と強心薬

心臓の働きを強くする薬が強心薬で、心不全の治療に用いられます。

心不全というのは、ポンプとしての心臓の働きが十分ではなく、血液を満足に送りだして、心臓まで返すことができなくなった状態をいいます。心不全は急性心不全と慢性心不全とに分けられます。慢性心不全の代表的なものが慢性うっ血性心不全です。慢性うっ血性心不全では、呼吸困難、息切れ、動悸、咳、浮腫、腹水、チアノーゼなどの

図2-2　ジギタリス製剤の作用

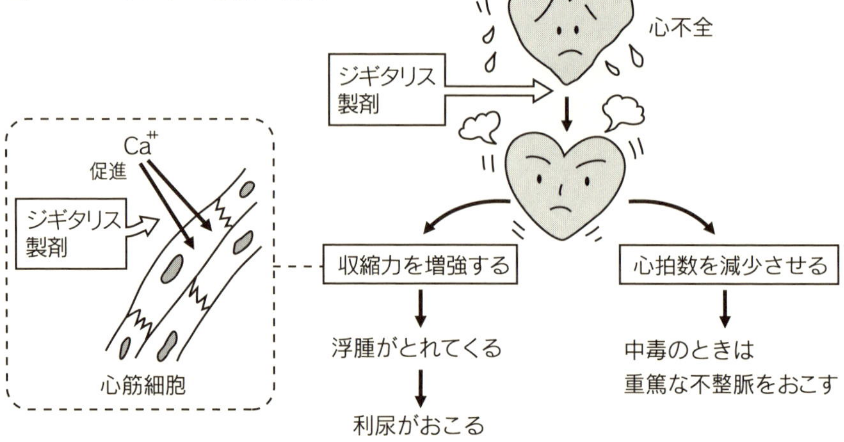

症状が出現します。

現在は慢性うっ血性心不全の治療にはさまざまな薬が使用されるようになってきましたが、従来中心的に使用されてきたのがジギタリス製剤です。以下ジギタリス製剤についてのべます。

ジギタリス製剤は心臓の筋肉（心筋）に作用して、その収縮力を強くするとともに、心拍数をへらします（図2－2）。心筋が収縮するためには、心筋の細胞のなかにカルシウムが入ることが必要で、ジギタリス製剤はこの心筋のなかのカルシウムをふやすことで、収縮力を強くします。

力強く心臓が収縮しだしますと、組織にたまっていた水分は血液中に入り、尿から排泄されていきます。これが、ジギタリス製剤を使用したときに浮腫が改善して、利尿がみられる作用機序です。

ジギタリス製剤では、中毒作用として重篤な不整脈が出現することがあります。これらの薬は生物学的半減期（38ページ参照）の長いものが多く、薬の蓄積作用として、中毒作用が出ることがあるので注意が必要です。また血中のカリウム濃度が低くなるとジギタリス製剤の中毒作用が出現しやすくなります。そのため多くの場合ジギタリス製剤は、血液中の薬の濃度を調べながら使われます。

そのほかの心不全治療薬

心不全では、そのほかにスピロノラクトンをはじめとした利尿薬、アンジオテンシン変換酵素阻害薬（ACE阻害薬）、アンジオテンシンII受容体拮抗薬（A-II受容体拮抗薬）、ドパミンやドブタミンなどのカテコールアミン、ホスホジエステラーゼIII阻害薬、心房性Na利尿ペプチドなどが使用されますが、ときにはβ遮断薬（しゃだんやく）が使用されることもあります。

急性心不全か慢性心不全かによって、さらには慢性心不全でもその重症度によってこれらの薬が適宜組み合わされて使われます。

3　不整脈を治す

不整脈とは

心筋に一定のリズムで収縮・拡張を繰りかえさせている命令は、洞房結節から発せられており、ここにペースメーカーがあります。この命令は、房室結節、ヒス束（そく）、田原結節（たわらけっせつ）、プルキンエ線維などの刺激伝導系というルートに伝えられ、最終的に心筋の収縮を引きおこします。

この命令がうまく伝えられなかったり、誤って伝えられたり、変な命令が出たり、変なところから命令が出たりして、リズムが乱れるのが不整脈です。そのためたいせつな心臓のポンプとしての働きが営めなくなることもあります。

不整脈治療薬

不整脈はそれが頻脈性（ひんみゃくせい）か徐脈性（じょみゃくせい）*かなどで用いられる薬も異なってきます。一般的に脈拍が速い頻脈性の不整脈の場合、刺激を伝えるのをおさえるような薬が用いられます。これが不整脈治療薬で、キニジン、ジソピラミド、プロカインアミドなどのNaチャネル遮断薬、

＊徐脈　脈拍は成人の健常者で毎分 60〜80 ですが、それが 60 以下の場合を徐脈といいます。

β遮断薬、ベラパミルなどのカルシウム拮抗薬があります。

徐脈性不整脈の場合には、副交感神経系の作用をおさえる薬が用いられたり、ひどい場合には薬ではなく、ペースメーカーが植えこまれたりします。

4　虚血性心疾患の治療

虚血性心疾患とは

さきにのべたように、心臓そのものは、たくさんの酸素や栄養分を必要としていますが、心臓はそれらを心臓を取りまく冠状動脈という血管から供給される血液から取っています。

冠状動脈が正常な状態なら問題ありませんが、動脈硬化（こうか）などでせまくなってきますと、いろいろな問題が生じてきます。冠状動脈の血流が不足すると、心筋が働くのに必要で十分な酸素や栄養分が供給されなくなりますので、胸が痛くなったり、胸がしめつけられるように感じたり、息ぐるしくなったり、動悸がしたりといった症状が出現します。

このような状態が冠不全、心筋虚血（きよけつ）などといわれる状態で、まとめて虚血性心疾患とよばれます。また、冠状動脈が発作的にけいれん性の収縮をおこし、冠状動脈の血液の流れが悪くなる発作（ほっさ）を繰りかえすのが狭心症（きょうしんしょう）です。冠状動脈がつまってしまい、その血管のさきの心筋が死んでしまうのが心筋梗塞（こうそく）です。

虚血性心疾患の治療薬

虚血性心疾患の治療には、狭心症治療薬や血管拡張薬が使用されます。

亜硝酸（あしょうさん）アミルやニトログリセリンなどの亜硝酸化合物（かごうぶつ）は、19世紀のなかばごろから使用された薬で、これらの薬を投与した後に遊離（ゆうり）される一酸化窒素（ちっそ）（NO）が、直接血管の平滑筋に作用して血管を拡張させます（図２－３）。

図2-3　虚血性心疾患を治療する

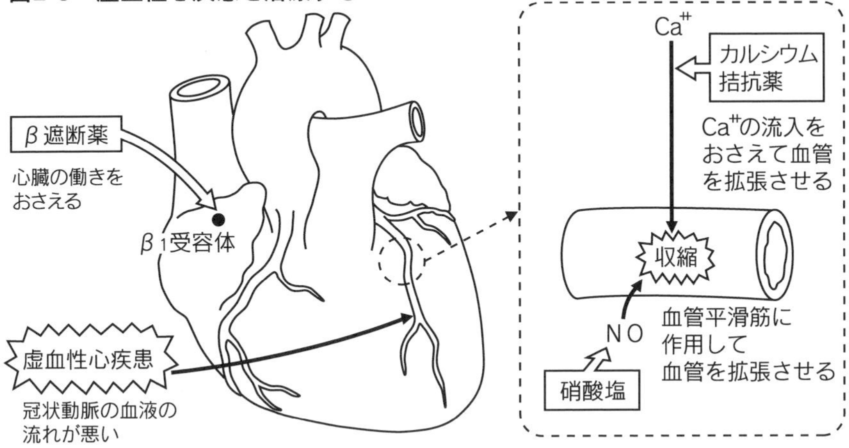

これらの薬物によって、冠状動脈硬化症の患者さんの冠状動脈は必ずしも拡張されないともいわれていますが、形成された冠状動脈のバイパスを拡張させたり、全身の静脈と動脈を拡張させるために心臓の負担が軽くなるのも効果と関連しているようです。

これらの薬物のなかには、経口投与（口から飲む）すると吸収された後すぐに肝臓で大部分が破壊されてしまう肝初回通過効果を示すものが多いので、それらは舌下錠として投与したり、吸入して鼻粘膜から吸収させたりします。

このような投与法を選ぶことで、投与された薬物が、吸収されてすぐ静脈内に入ることになり、肝臓でいきなり破壊されるのを防ぐことができます。

β遮断薬も虚血性心疾患の治療によく用いられます。β遮断薬には直接的に血管を拡張させる作用はありませんが、心臓の働きをおさえ、血圧を下降させますので、その結果心臓の仕事量がへり、必要な酸素量をへらすことで有効であると考えられます。

そのほかにカルシウム拮抗薬も用いられますが、その機序はさきにのべたように、血管収縮に必要なカルシウムが、細胞のなかに取り込まれるのを妨害（ぼうがい）して、血管を拡張させます。

●よく使われる薬

■心不全治療薬（強心薬）——p.129

一般名	商品名
【ジキタリス製剤】	
ジギトキシン	ジギトキシン
ジゴキシン	ジゴシン
デスラノシド	ジギラノゲン
【カテコラミン】	
ドパミン塩酸塩	イノバン
ドブタミン塩酸塩	ドブトレックス
【キサンチン系】	
アミノフィリン	ネオフィリン
【ホスホジエステラーゼⅢ阻害薬】	
オルプリノン塩酸塩水和物	コアテック
【その他】	
ユビデカレノン	ノイキノン

■不整脈治療薬——p.131

一般名	商品名
アジマリン	アジマリン
アプリンジン塩酸塩	アスペノン
アミオダロン塩酸塩	アンカロン
キニジン硫酸塩水和物	硫酸キニジン
ジソピラミド	リスモダン
シベンゾリンコハク酸塩	シベノール
ニフェカラント塩酸塩	シンビット
ピルジカイニド塩酸塩水和物	サンリズム
ピルメノール塩酸塩水和物	ピメノール
フレカイニド酢酸塩	タンボコール
プロカインアミド塩酸塩	アミサリン
プロパフェノン塩酸塩	プロノン
メキシレチン塩酸塩	メキシチール
リドカイン塩酸塩	キシロカイン
【β遮断薬】	
エスモロール塩酸塩	ブレビブロック
ソタロール塩酸塩	ソタコール
ランジオロール塩酸塩	オノアクト
その他のβ遮断薬	
【カルシウム拮抗薬】	
ベプリジル塩酸塩水和物	ベプリコール
ベラパミル塩酸塩	ワソラン

■虚血性心疾患治療薬——p.132

一般名	商品名
【硝酸・亜硝酸化合物】	
亜硝酸アミル	亜硝酸アミル
硝酸イソソルビド	ニトロール
ニトログリセリン	ニトログリセリン／ニトロペン
【β遮断薬】	
アルプレノロール塩酸塩	スカジロール
オクスプレノロール塩酸塩	トラサコール
ブフェトロール塩酸塩	アドビオール
その他のβ遮断薬	
【その他】	
ジピリダモール	ペルサンチン
ジラゼプ塩酸塩水和物	コメリアン
トラピジル	ロコルナール
トリメタジジン塩酸塩	パスタレルF
ニコランジル	シグマート

3 動脈硬化の予防・高脂血症の治療

●高脂血症治療薬

1 動脈硬化はなぜこわいか

動脈硬化、高脂血症とは

脳梗塞や心筋梗塞などの病気は、脳の血管や、心臓を取りまいている冠状動脈が閉塞したために、血液が脳細胞や心筋細胞にいかなくなり、これらの細胞がやられてしまって、死亡する危険性の高い病気です。

これらの病気の場合には、動脈硬化がすすんで、血管がもろくなってボロボロになっていることがよくあります。したがって、脳梗塞や心筋梗塞などの予防には、動脈硬化を防ぐことがたいせつです。

動脈硬化は、血液中のコレステロールを代表とする脂肪が、血管の壁に沈着することでおこります。血液のなかでは、まとめて脂質といわれるコレステロール、リン脂質、中性脂肪などは、タンパク質と結合したリポタンパクという形で存在しています。ですから、血液中のコレステロール、中性脂肪、リポタンパクなどの量を測定することで、血液中の脂質が適当であるかどうかがわかります。これらの数値が高いのが高脂血症です。

善玉・悪玉コレステロール

リポタンパクにも、その比重によっていくつかの種類がありますが、よく知られているものとして、善玉コレステロールといわれる高比重リポタンパク質（high density lipoprotein, HDL）と、悪玉コレステロールといわれる低比重リポタンパク質（low density lipo-

図3-1　動脈硬化を予防する

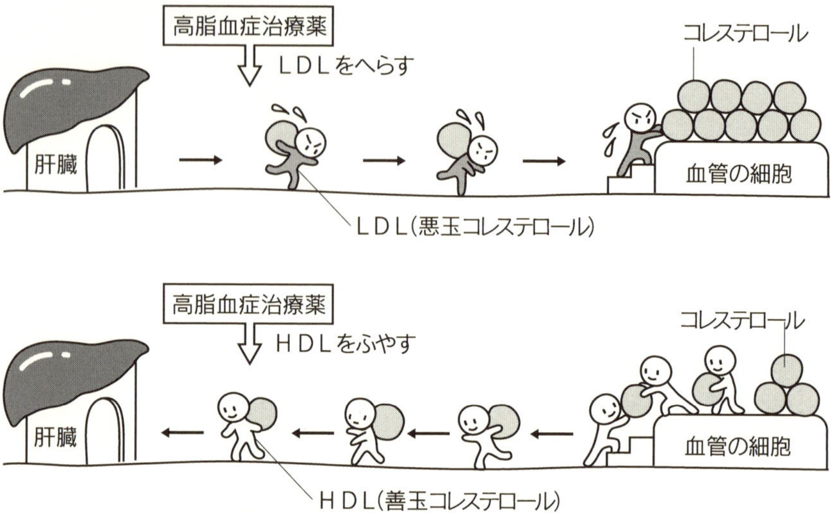

protein, LDL）とがあります。

LDLは、血管にあるLDL受容体から、血管の細胞内に取り込まれ、血管に沈着して動脈硬化をおこしますので、悪玉といわれています。一方HDLは、血管壁からコレステロールを引きはがして、それを肝臓に運んでいき、動脈硬化を防止するような働きをするので善玉とよばれています。

2　高脂血症の治療

コレステロールの合成をおさえる

したがって高脂血症の治療目標は、LDLをへらし、逆にHDLをふやし、コレステロールの合成をおさえて、血液中の脂質をへらすことにあります（図３－１)。

高脂血症の治療にあたっては、まず食事療法（しょくじりょうほう）を第一に行うことがたいせつですが、それでもうまくいかないときに使われる薬が、高脂血症治療薬、あるいは抗(こう)高脂血症薬です。一部の家族的あるいは遺伝的な高脂血症の患者さんの場合には、食事療法がそれほど有効ではないので、薬を使用します。

高脂血症治療薬

高脂血症治療薬としては、プラバスタチンナトリウムやシンバスタチンなどのスタチン（HMG-CoA還元酵素阻害薬）、クロフィブラートなどのフィブラート系薬物、トコフェロールニコチン酸エステルなどのニコチン酸系、コレスチラミンなどがあります。

これらの薬は血液中のLDLコレステロールやトリグリセリドを減少させます。

そのなかでスタチンは、肝臓でコレステロールを合成する酵素（HMG-CoA還元酵素）の働きをおさえて、血液中のLDLコレステロールを強力に減少させ、さらにHDLコレステロールも増加させますので広く用いられています。

●よく使われる薬

■高脂血症治療薬―――――――p.136

一般名	商品名
【スタチン系】	
アトルバスタチンカルシウム水和物	リピトール
シンバスタチン	リポバス
プラバスタチンナトリウム	メバロチン
フルバスタチンナトリウム	ローコール
ロスバスタチンカルシウム	クレストール
【フィブラート系】	
クロフィブラート	ビノグラック
【ニコチン酸系】	
トコフェロールニコチン酸エステル	ユベラN
【陰イオン系】	
コレスチラミン	クエストラン

4 血圧を下げる

●中枢性α_2作用薬　●α_1遮断薬　●抗アドレナリン効果薬
●血管平滑筋弛緩薬　●カルシウム拮抗薬　●β遮断薬
●AⅡ受容体拮抗薬　●ACE阻害薬　●アルドステロン拮抗薬
●降圧利尿薬　●抗不安薬　●$\alpha\beta$遮断薬

1　高血圧症とは

高血圧症の基準

WHO（世界保健機関）の基準では、収縮期血圧が140㎜Hg以上か、拡張期血圧が90㎜Hg以上の場合に高血圧症とよばれます。収縮期血圧が130～139㎜Hgまたは拡張期血圧が85～89㎜Hgが正常高値血圧で、収縮期血圧が130㎜Hg未満で拡張期血圧が85㎜Hg未満の場合が正常血圧です。正常血圧でも、理想的なのは、収縮期血圧が120㎜Hg未満で、拡張期血圧が80㎜Hg未満の場合で、このときの血圧は至適血圧といわれています（図４－１）。これらの値は以前に比べると厳しくなっていますが、それは高血圧症の発症をできるだけ予防しようという考えも反映されているからです。

血圧の測定でたいせつなことは、十分に安静にして測定すること、１回の値だけではなく、なん回か測定した値で判断することなどです。

ところで、高血圧症は褐色細胞腫や腎性高血圧症などのように、原因がわかっている病気は少なく、大部分が本態性高血圧症といわれるものです。

本態性高血圧症は、遺伝的因子の関与が大きく、動脈硬化が基本になっていることが多い病気です。放置すれば脳梗塞や脳出血などの脳血管障害や、狭心症や心筋梗塞などの虚血性心臓病など、いろいろな臓器の障害をおこします。

図4-1　高血圧症と正常血圧

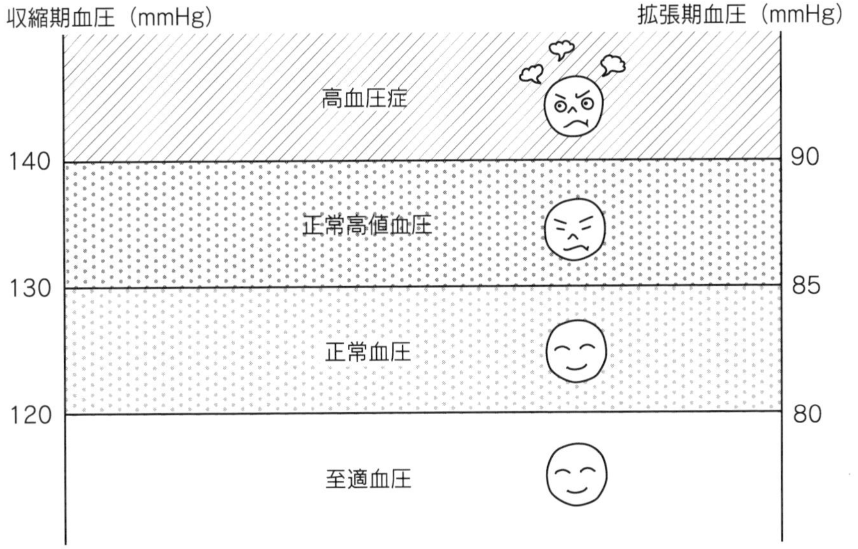

高血圧症の治療

高血圧症の治療には、よく知られているように食事療法（しょくじりょうほう）が基本的にたいせつで、肥満（ひまん）もよくないため運動などをして体重をへらしていくこともたいせつです。

睡眠を十分にとるなどの生活態度を身につける生活療法、適度な運動をつづけて行う運動療法、それに食塩の制限、腹八分め、動物性脂肪の制限などの食事療法が、高血圧症治療の３つの柱といわれます。

このような日常生活上での高血圧症の治療をしてみてもまだ十分に効果がみられないときや、高血圧の程度がひどいとき、糖尿病（とうにょうびょう）などの合併症（がっぺいしょう）があるときには、血圧を下げる薬が使われます。

ひとくちに血圧を下げる薬といっても、作用機序（さようきじょ）がちがう非常にたくさんの種類の薬が使用されています。そこでまず血圧がどう調節されているかをみてみましょう。

図4-2　血圧はどうして上がるか

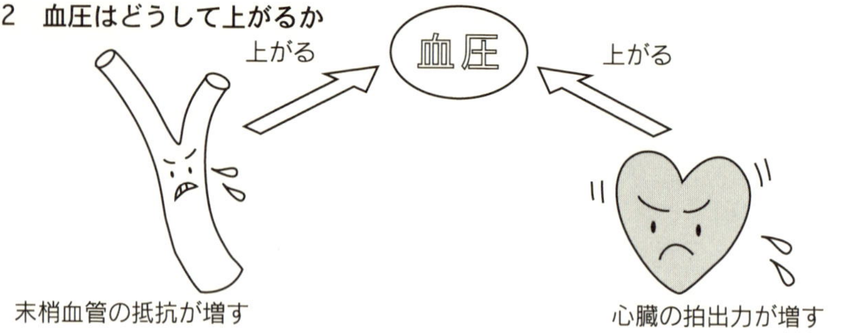

2　血圧はどうして上がるか

血管が収縮すると上がる

血圧というのは、血液が血管を流れているときの血管の内部の圧力のことです。したがって、血管が収縮すれば血圧が上がりますし（これを末梢血管の抵抗が増したといいます）、逆に血管が拡張すれば血圧は下がることになります。

ホースのなかを水が流れるときに、ホースのせまい部分では圧力が強くなるのと同じです（図４－２）。

心臓が興奮すると上がる

また血圧に大きく影響するのは、ポンプ役である心臓の働きです。心臓がどんどん血液を送りだすと、とうぜん血圧は上がってきます。水道の蛇口（じゃぐち）にホースをつけたときに、水道から出る水の勢いが強くなれば、ホースのなかの圧力が強くなるのと同じです。

しかし、人間の体はホースほど単純ではありませんので、多くの因子が血圧の調節に関与しています。順番に説明していきましょう。

3　血圧はどう調節されるか

血管の収縮

血圧を調節する最高司令部は視床下部(ししょうかぶ)および延髄(えんずい)の血管運動中枢(ちゅうすう)にあります（次ページ図４－３）。血管運動中枢からの命令は、交感神経系(こうかんしんけいけい)をとおって血管まで伝えられますが、そのあいだに神経のバトンタッチをします。バトンタッチする場所を交感神経節(せつ)とよんでいます。

交感神経系をとおって血管の平滑筋(へいかつきん)の近くまできた命令によって、交感神経系の末端の部分から出たノルアドレナリンが、血管の平滑筋の上にあるα_1受容体にくっつくことで、最終的に命令が血管平滑筋に伝えられ、その結果血管が収縮し、血圧の上昇がおこります。

つまり血管を取りまく平滑筋が収縮することで、血圧が上がることになります。

そのときにカルシウムの働きがたいせつで、平滑筋細胞のなかにカルシウムが入ることで、強い収縮がおこります。

このように血管の平滑筋は、交感神経系の強い支配を受けています。

心臓の収縮

心臓も交感神経系の影響を強く受けています。中枢神経からの命令は、交感神経系をとおって心臓にも伝えられ、ここでもノルアドレナリンが交感神経系の末端の部分から出されて、それが心臓にあるβ_1受容体にくっついて、心臓の収縮する力を強め、脈拍(みゃくはく)をふやします。

副腎髄質の役割

また交感神経系の興奮は、副腎髄質(ふくじんずいしつ)からのアドレナリンやノルアドレナリンの血液中への分泌(ぶんぴつ)をうながします。これらの物質は血管を収縮させたり、心臓を興奮させたりして血圧を上げます。

このように、血圧の調節には交感神経系が重要な働きをしており、

図4-3　血圧の調節と降圧薬の作用機序

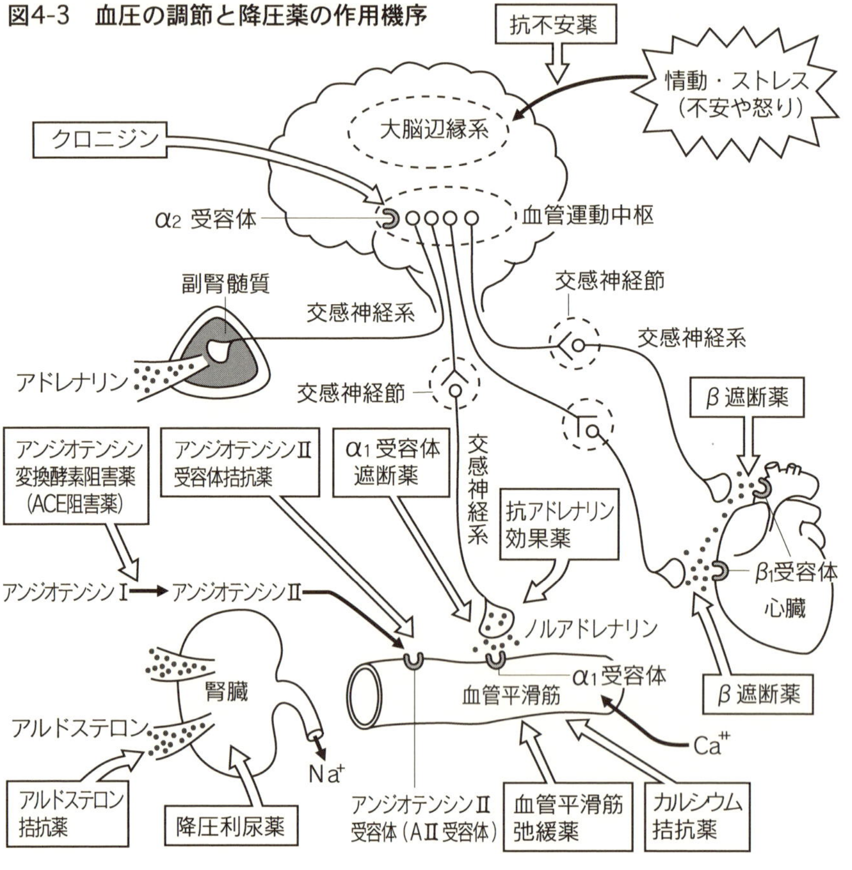

交感神経系が興奮することで、血管が収縮し、心臓が強く速くうつようになるとともに、副腎髄質から血液中に出てきたアドレナリンやノルアドレナリンも同じような作用を示します。

血圧の変化に影響する因子

　そのほかにも血圧の変化に影響する因子があります。

　アンジオテンシンIIは血管にあるアンジオテンシンII受容体（AII受容体）にくっついて血管を強く収縮させ血圧を上げます。

アンジオテンシンIIは、アンジオテンシノーゲン→アンジオテンシンI→アンジオテンシンIIの順でつくられますが、アンジオテンシンIからアンジオテンシンIIに変える酵素（こうそ）としてアンジオテンシン変換酵素（ACE）が必要です（図4－3）。

また腎臓に作用するホルモンで、腎臓からナトリウムが排泄されるのを防ぐ作用をもつアルドステロン（164ページ下段参照）も血圧を上昇させます。そのほかに、ストレスが加わってきたり、怒ったりすると血圧が上がりますが、このように精神的な原因で血圧が上がることもよく知られています。

4　血圧を下げる

血管運動中枢を抑制する

このように血圧を調節するメカニズムはたいへん複雑なので、作用機序がちがう多くの薬が、単独で使われたり、組み合わせて使われたりすることになります。おもなものについてその作用機序を説明しましょう（図4－3）。

さきにのべたように血管運動中枢からの血管収縮の命令を弱めると、血圧が下がることになります。血管運動中枢にはα_2受容体があり、それが刺激されると血圧が下がります。

このように脳の血圧を調節している部位のα_2受容体を刺激することで血圧を下げる薬（中枢性α_2作用薬）がクロニジンです。

交感神経系の働きを弱める

交感神経系の働きを弱めると血圧が下がることになります。そのための薬がいくつかあります。

交感神経系の末端の部分から出るノルアドレナリンがα_1受容体にくっつくことで血管の収縮がおこりますので、代わりに自分がα_1受容体にくっついて、ノルアドレナリンがくっつくのを邪魔（じゃま）する薬があります。その結果血圧が下がります。これらの薬はα_1受容体遮断薬（しゃだんやく）

（α_1遮断薬）とよばれます。プラゾシンなどがその代表的な薬です。

また交感神経系の末端の部分のノルアドレナリンをへらしてしまう薬があります（142ページ図４－３）。出てくるノルアドレナリンがへるため血圧が下がりますが、これらの薬は抗アドレナリン効果薬といわれ、レセルピンなどがあります。

血管の平滑筋を弛緩させる

血管の平滑筋が収縮すると血圧が上がりますから、直接血管の平滑筋を弛緩（しかん）させれば血圧が下がることになります。このような作用機序の薬として、ヒドララジンなどの血管平滑筋弛緩薬があります。

また、ベラパミルやニカルジピンなどのカルシウム拮抗薬もよく使われる降圧薬です。カルシウム拮抗薬は、血管の平滑筋の収縮に必要なカルシウムが、細胞のなかに入っていくのを邪魔して、血管を拡張させ血圧を下げます。

心臓が興奮すると血圧が上がりますが、これは交感神経系の末端の部分から出たノルアドレナリンが心臓のβ_1受容体にくっつくことでおこります。そこで、代わりにこの受容体にくっついてノルアドレナリンがくっつくのを邪魔すると、心臓の興奮がおさえられ血圧が下がります。これらの薬がプロプラノロールなどのβ遮断薬です。

アンジオテンシンII受容体（AII受容体）にくっつき、強力な血圧上昇作用のあるアンジオテンシンIIが受容体にくっつくのを妨害して血圧を下げるのが、ロサルタンやバルサルタンやカンデサルタンシレキセチルなどのアンジオテンシンII受容体拮抗薬です。

アンジオテンシンＩをアンジオテンシンIIに変える酵素であるアンジオテンシン変換酵素の働きを妨害するアンジオテンシン変換酵素阻害薬（ACE阻害薬）も有効です。カプトプリルを代表とするこれらの薬によって、アンジオテンシンIIがへる結果、血圧が下がります。

アルドステロンはアルドステロン受容体にくっつくことで作用し血圧を上げます。そこでスピロノラクトンなどのアルドステロン拮抗薬を使用しますと、拮抗薬がアルドステロン受容体にくっついて、アルドステロンがくっつくのを邪魔しますので、血圧が下がります。

サイアザイド系利尿薬を中心とした降圧利尿薬は、腎臓からのナトリウムの排泄をうながして利尿をおこす薬ですが、その結果血圧を下げます。

そのほかにストレスや怒りやいらいらなどの精神的なものからくる血圧の上昇には抗不安薬が用いられます。

このように高血圧症の治療には作用機序のちがう薬がいろいろ用いられますが、ではいったいどのように使ったらよいのでしょうか。

5　降圧薬の使われ方

一般的には、β遮断薬、アンジオテンシン変換酵素阻害薬（ACE阻害薬）、アンジオテンシンII受容体拮抗薬（AII受容体拮抗薬）、カルシウム拮抗薬、降圧利尿薬、α_1遮断薬などが、単独あるいは適当に組み合わされたりして使用されます。

もう少し程度が強くなれば、それらの薬に中枢性α_2作用薬などが併用され、さらに程度が強ければ血管平滑筋弛緩薬や抗アドレナリン効果薬などが用いられます。

もちろん最初にのべたように、食事療法や運動などの生活面での改善がたいせつなことはいうまでもありません。

●よく使われる薬

■中枢性α_2作用薬――p.143

一般名	商品名
クロニジン塩酸塩	カタプレス

■α_1遮断薬――p.143

一般名	商品名
ドキサゾシンメシル酸塩	カルデナリン
ブナゾシン塩酸塩	デタントール
プラゾシン塩酸塩	ミニプレス

■抗アドレナリン効果薬――p.144

一般名	商品名
レセルピン	アポプロン

■血管平滑筋弛緩薬――p.144

一般名	商品名
ヒドララジン塩酸塩	アプレゾリン

■カルシウム拮抗薬——p.144

一般名	商品名
アゼルニジピン	カルブロック
アムロジピンベシル酸塩	ノルバスク
アラニジピン	サプレスタ
ジルチアゼム塩酸塩	ヘルベッサー
ニカルジピン塩酸塩	ペルジピン
ニソルジピン	ハイミカード
ニトレンジピン	バイロテンシン
ニフェジピン	アダラート
ニルバジピン	ニバジール
バルニジピン塩酸塩	ヒポカ
フェロジピン	ムノバール
ベニジピン塩酸塩	コニール
マニジピン塩酸塩	カルスロット

■β遮断薬　→p.108 参照

■αβ遮断薬——p.143

一般名	商品名
アロチノロール塩酸塩	アルマール
アモスラロール塩酸塩	ローガン
カルベジロール	アーチスト
ベバントロール塩酸塩	カルバン
ラベタロール塩酸塩	トランデート

■アンジオテンシンII受容体拮抗薬——p.144

一般名	商品名
カンデサルタンシレキセチル	ブロプレス
バルサルタン	ディオバン
ロサルタンカリウム	ニューロタン

■ACE阻害薬——p.144

一般名	商品名
アラセプリル	セタプリル
イミダプリル塩酸塩	タナトリル
エナラプリルマレイン酸塩	レニベース
カプトプリル	カプトリル
キナプリル塩酸塩	コナン
テモカプリル塩酸塩	エースコール
デラプリル塩酸塩	アデカット
トランドラプリル	オドリック
ベナゼプリル塩酸塩	チバセン
ペリンドプリルエルブミン	コバシル
リシノプリル水和物	ロンゲス

■降圧利尿薬——p.145

スピロノラクトン	アルダクトンA
トリクロルメチアジド	フルイトラン
ヒドロクロロチアジド	ダイクロトライド

■抗不安薬　→p.75 参照

5　呼吸器に効く薬

●鎮咳薬　●去痰薬　●喘息治療薬
●呼吸中枢刺激薬　●呼吸鎮静薬

呼吸器とは、気道と肺のことをいいます。ここでは咳をとめる薬、痰を切る薬、気管支喘息の薬、そのほかの呼吸器に作用する薬についてのべます。

1　咳をとめる

咳はどうして出るか

まずどうして咳が出るかを考えてみましょう。

化学的な刺激や異物などにより気道の粘膜が刺激されると、その刺激が脳の呼吸中枢に伝えられ、そこの咳中枢から咳をする命令が出されます。この命令は横隔膜や、肋骨のあいだにある肋間筋などに伝えられます（149ページ図5－2）。

その結果、急激に大きく息を吸いこみ、息の出口である声門を閉じて、横隔膜と肋間筋の強い収縮がおこり、胸のなかの圧力が高められたところで、急に声門が開くという一連のことが生じます（次ページ図5－1）。そのため、胸のなかの空気が一挙に外に吐きだされることになります。そのとき気道粘膜にくっついていた異物も、いっしょに飛びだします。これが咳です。

このときの空気の流れのスピードは、秒速50～120mといわれるくらい速いものです。そういう意味からは、咳は異物を出すためにはたいせつな反射といえます。

このように咳は気道が刺激されれば出ますが、腫瘍が気道を圧迫して刺激しても咳が出ます（図5－2）。

図5-1　咳のおこり方

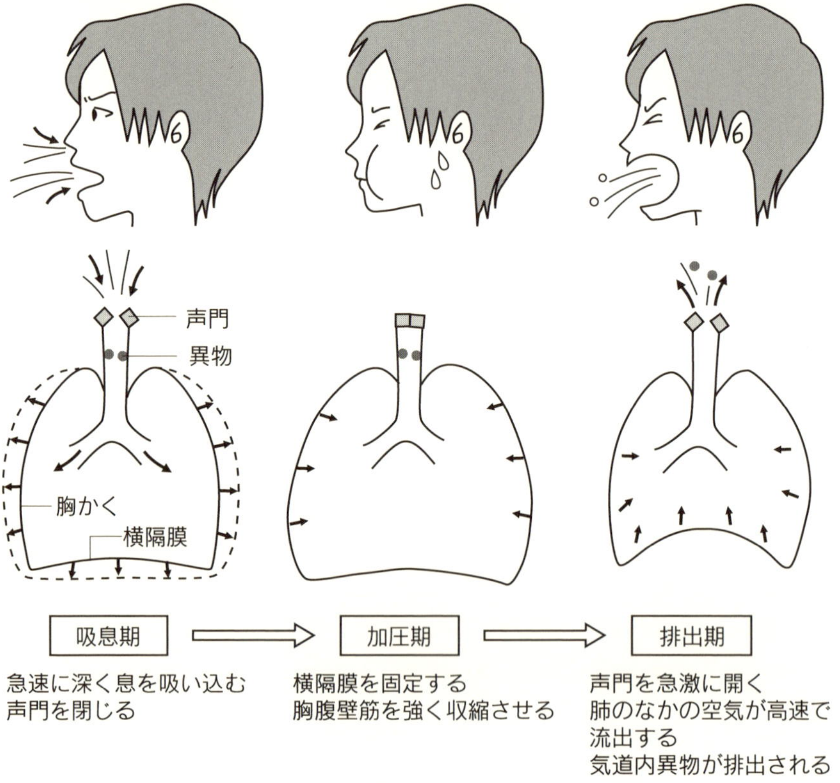

また気道の炎症*などがあると、咳を引きおこすだけでなく、気道が非常に敏感になり簡単に咳が出やすい状態になります。

咳をとめる

咳をとめるために使用される薬を鎮咳薬といいます。デキストロメトルファンやコデインリン酸塩水和物などの鎮咳薬の大部分は、脳の咳中枢を抑制して、咳の反射をおさえて咳をとめます。

そのほかに気道の炎症などで咳が出やすい状態になっているときには、水蒸気などを噴霧するのも有効ですし、抗ヒスタミン薬や抗炎症薬などが用いられることもあります。

＊炎症　生体の防御的反応で、急性期では、はれ、発赤、痛み、熱がおこります。

図5-2　咳をとめる

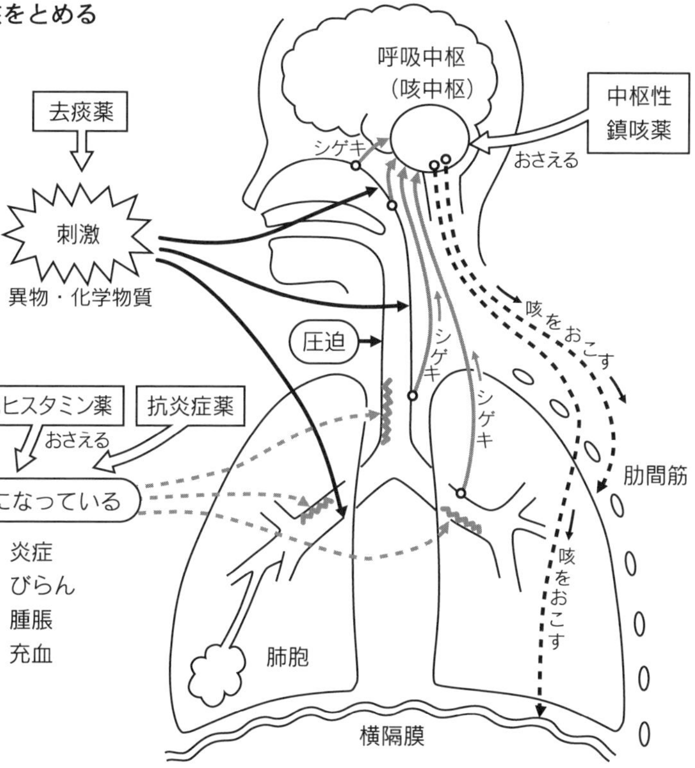

もともと咳は異物を出すための反射ともいえるので、どんな咳でもただとめればよいというのではなく、痰がたくさん分泌(ぶんぴつ)されるような場合には、あまりむりに咳をとめないほうがよいとされています。

咳はなぜ悪いのか

しかし、咳をすることは非常にエネルギーを使うことになります。なにしろ１分間に１回の咳を10時間つづけてすると、1250キロカロリーのエネルギーを消耗(しょうもう)するといわれるくらいです。

また心臓や肺への負担も大きく、睡眠や安静のさまたげになります。このような場合には、咳をとめる必要があります（次ページ図５－３）。

図5-3　咳はなぜ悪いのか

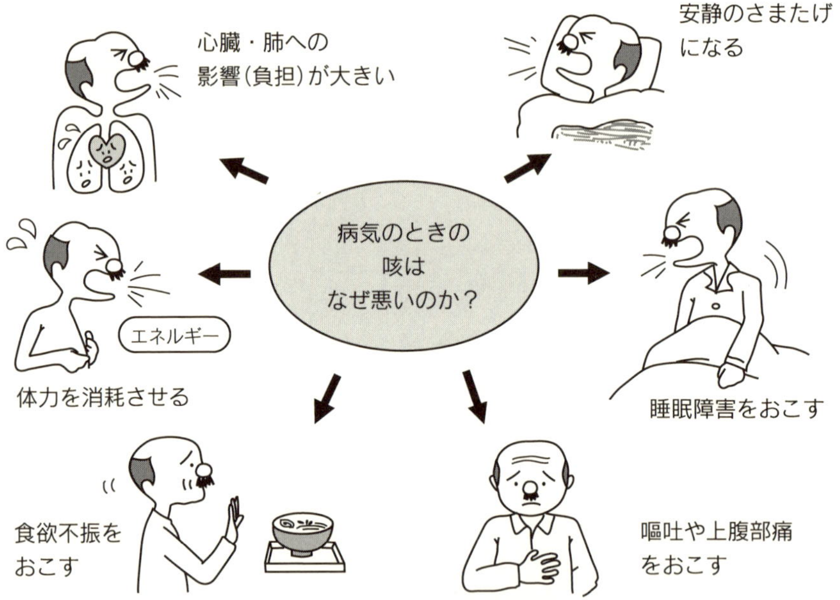
病気のときの
咳は
なぜ悪いのか？
心臓・肺への
影響（負担）が大きい
安静のさまたげ
になる
エネルギー
体力を消耗させる
睡眠障害をおこす
食欲不振を
おこす
嘔吐や上腹部痛
をおこす

2　痰を切る

去痰薬

痰とは気道から分泌されたもののことをいいます。その痰を排出しやすくする薬が去痰薬（きょたんやく）です。

のどに痰がからまってなかなかとれないといった経験はよくあるものです。特に重症の患者さんで、あまり痰を吐きだす力がない人では苦労することが多いのですが、なかなかよい去痰薬がないのが現状です。

基本的に問題になるのは、さらさらした痰ではなく、ねばっこい痰です。さらさらした痰は、分子があまりつながらないものからなっています。それに対して、ねばっこい痰は分子が長くつながっていま

図5-4　痰を切る

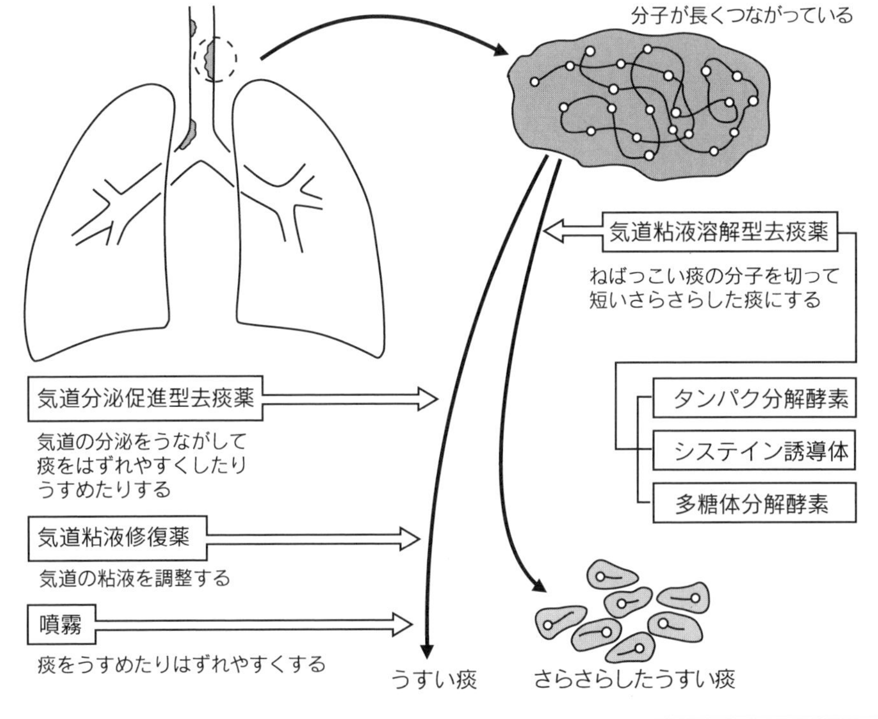

す。そのためくっついてなかなか出にくいのです。

痰を出やすくするには

　このようなねばっこい痰を出やすくするには、大きく分けて２つの作用機序の薬があります（図５－４）。

　ひとつは気道からの分泌をうながして、粘膜にくっついたねばっこい痰をさらさらにし、粘膜からはずれやすくする薬で、気道分泌促進型去痰薬や気道潤滑薬や気道粘液修復薬などといわれます。セネガシロップやブロムヘキシンなどの薬のほか、噴霧などで蒸気を吸入するのも似たような原理に基づくものです。

　もうひとつはねばっこい痰の長い分子を小さく切断して、短いさらさらした痰にして排出しやすくする気道粘液溶解型去痰薬で、タンパク分解酵素などの分解酵素やシステイン誘導体(ゆうどうたい)などが使われます。

3　気管支喘息を治す

気管支喘息とは

気管支喘息というのは、気道の慢性の炎症性疾患で、炎症のため気道粘膜に炎症細胞が出てくるとともに浮腫(ふしゅ)*や充血(じゅうけつ)がおきており、気管および気管支の刺激に対する反応性が高まっていて、気道がせまくなる発作(ほっさ)をおこす病気です。

気道がせまくなると呼吸がしにくくなります（呼吸困難）。特に息が吐きだしにくくなります。息がせまいところをとおりますから、ぜいぜいという音がします（喘息、ぜいめい）。またねばっこい痰も出てきて、そのためにせきこむ（咳）などの症状が出る病気です。

発作(ほっさ)のときには、これらの気道の狭窄(きょうさく)（せまくなること）は広い範囲でおこっています。

なぜ気道がせまくなるのか

気道の狭窄をおこすメカニズムにはおよそ3つの要素があります。

もともと気管支の粘膜に慢性の炎症があるため、粘膜に炎症細胞が出てきたり、粘膜に浮腫や充血がおきたりして気道がせまくなるとともに、刺激に対して敏感になっていて、気管支平滑筋(へいかつきん)が収縮しやすくなっています。気管支の平滑筋がけいれん性に収縮すると急速に気道がせまくなります。そのうえ、ねばっこい分泌物が出てきて気管支の粘膜にくっつき気道をさらにせまくします。これが喘息の発作です（155ページ図5－6）。

気管支喘息の治療

気管支喘息の原因として、もっとも大きく関与するのはアレルギー反応で、そのほかに気道の感染(かんせん)や心理的な問題なども関係してきます。

＊浮腫　身体の細胞や脈管の外、つまり組織のすき間などに多量の水がたまった状態のことをいいます。

図5-5　気管支喘息を治す

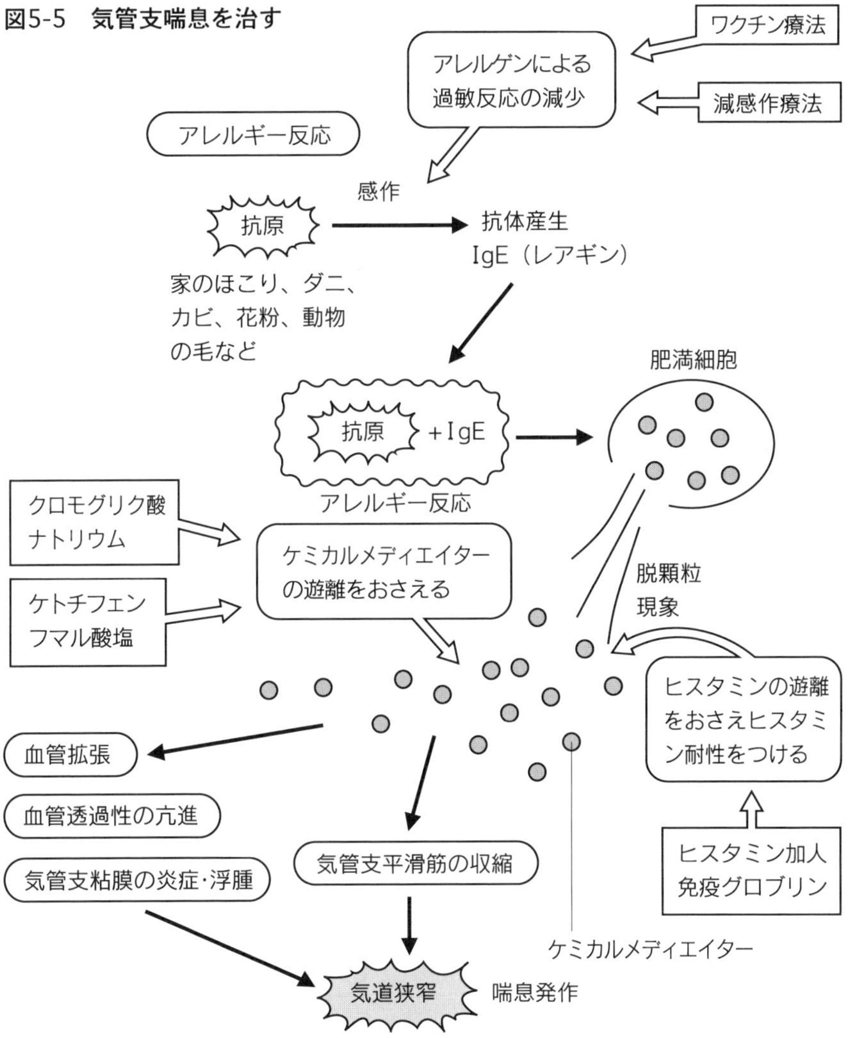

そこで治療としては、①気管支喘息を引きおこすアレルギー状態を改善することと、②おこってしまった喘息発作を治療することとが必要になります。アレルギー状態の改善は、ある意味では、発作の予防

ともいえます。

アレルギー状態を改善する

アレルギー状態の改善としては、アレルギー反応を引きおこすもとになるアレルゲン（抗原（こうげん）*）を除去したり、少しずつアレルゲンを注射して、アレルゲンに対する過敏反応を小さくする減感作療法（げんかんさりょうほう）やワクチン療法などがあります（前ページ図5－5）。

アレルギー反応の結果、肥満細胞（ひまんさいぼう）からヒスタミンなどのケミカルメディエイターとよばれる物質が出て（脱顆粒現象（だつかりゅうげんしょう））、それが気管支平滑筋を収縮させたり、血管から水分が出るのをうながして気管支粘膜の浮腫をおこしたりします。

したがって、このケミカルメディエイターが組織に遊離（ゆうり）されてくるのをおさえると治療効果があります。これがクロモグリク酸ナトリウムやケトチフェンフマル酸塩などのケミカルメディエイター遊離抑制薬（よくせいやく）です。

また、ヒスタミンそのものの遊離をおさえたり、ヒスタミンへの耐性を強くするのが、ヒスタミン加人免疫グロブリンです。

発作をおさえる

さて発作そのものの治療ですが、気管支粘膜の炎症と浮腫をとる、気管支平滑筋のけいれん性の収縮を改善する、気道のねばっこい分泌物をとることなどが必要になります。そのなかでも、粘膜の炎症をおさえることと、気管支平滑筋のけいれん性の収縮を改善することがたいせつです（図5－6）。

粘膜の炎症をおさえ、粘膜の浮腫や充血をとるためには、副腎皮質ホルモンが有効ですが、全身投与では連用（れんよう）により重篤（じゅうとく）な副作用が出現したり、なかなかやめられなくなるなどの問題があるので、全身投与による使用は慎重にする必要があります。

それに対して、吸入で用いられるベクロメタゾンやフルチカゾンなどの副腎皮質ホルモン薬では、気道粘膜の炎症もよくおさえられ、しかも気道からの吸収が少ないため全身的な副作用がほとんどないの

＊抗原　体内に侵入した場合、特異的に免疫反応をおこす物質のことです。

図5-6 気管支喘息発作をおさえる

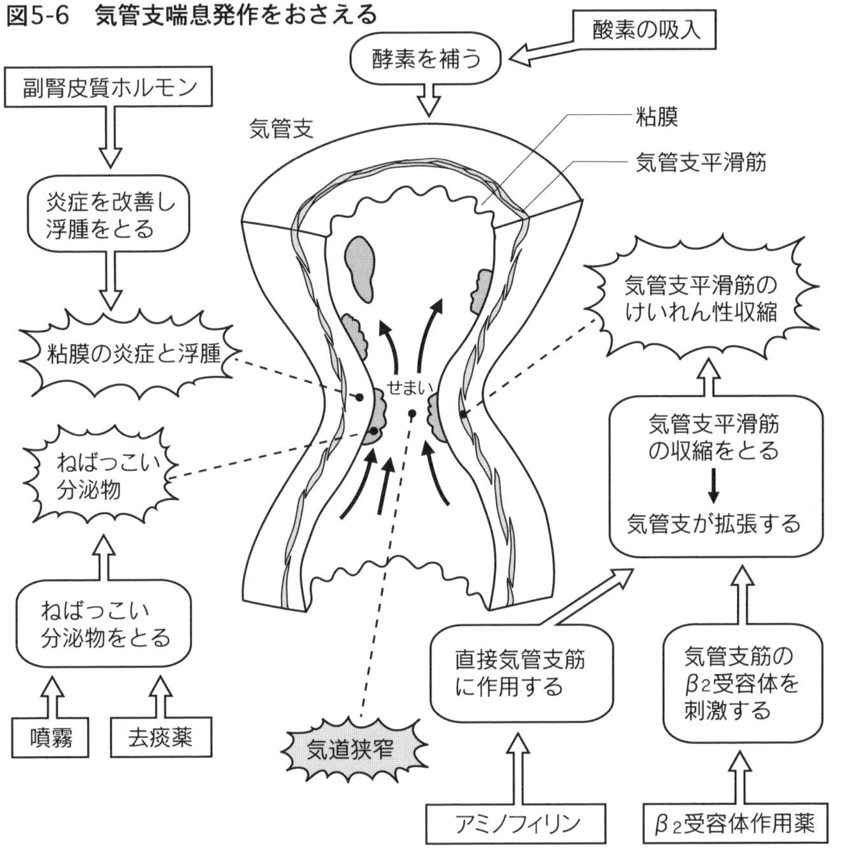

で、すぐれた喘息治療薬として喘息治療の主流をしめています。副腎皮質ホルモンの吸入治療が行われるようになって喘息患者さんの入院や死亡が激減しました。

副腎皮質ホルモンの吸入治療とならんでたいせつなのが気管支拡張薬の使用です。気管支平滑筋の上には、β_2アドレナリン受容体があり、この受容体が刺激されると、気管支平滑筋が弛緩（しかん）し、気管支が拡張します。そこでβ_2受容体を刺激するサルブタモールなどのβ_2受容体作用薬が治療に用いられます。

β_2受容体作用薬は内服、吸入のほかに経皮吸収薬としても使用されます。

β_2受容体とβ_1受容体の両方を刺激する薬も使用できないことはありませんが、心臓にはβ_1受容体があり、それも刺激されるために動悸(どうき)がしたり、脈が速くなったりすることがありますので、β_1受容体作用もあわせもつ薬は、あまり吸収されないように、吸入などで使用されます。

β_2受容体を介(かい)することなく、直接気管支平滑筋に作用して、気管支平滑筋を弛緩させる薬があります。それがアミノフィリンで筋肉内注射や静脈内注射で発作のときによく用いられます。

そのほかに、抗生物質(こうせいぶっしつ)や去痰薬が用いられたり、酸素吸入がされたりすることもあります。精神的な問題が関与する場合には、抗不安薬が使用されたり、精神療法が行われたりします。

4　呼吸を促進する

呼吸循環賦活薬

重症の患者さんになると、呼吸もしだいに障害されてきて、下顎(かがく)呼吸*1、鼻翼(びよく)呼吸*2、そして呼吸がときどき停止するチェーンストークス呼吸となっていきます。

このようなときに使用されるのがジモルホラミンで、延髄(えんずい)の呼吸中枢に作用して呼吸を興奮させます（呼吸中枢刺激薬）。それだけでなく、同時に強心作用や血圧上昇作用もありますので、呼吸循環賦活薬(じゅんかんふかつやく)として用いられます。

ジモルホラミンと同じように、カフェインも中枢興奮薬の一種ですが、カフェインは呼吸機能以外の中枢興奮作用が強いため、呼吸を興奮させる目的には使用されません。

＊1　下顎呼吸　重症疾患の末期などにみられる下あごを動かして吸気を行う呼吸です。
＊2　鼻翼呼吸　重症の呼吸困難で吸気のときに鼻翼をふくらませる呼吸です。

5　呼吸を鎮静する

呼吸をしずめてゆっくりとさせる薬が呼吸鎮静薬（ちんせいやく）です。その代表は酸素です。酸素吸入をしますと、血液中の酸素の濃度が上がり、呼吸がゆっくりとなってきます。

よく使われる薬

鎮咳薬 ―――― p.148

一般名	商品名
非麻薬性】	
メモルファンリン酸塩	アストミン
キストロメトルファン臭化水素酸塩水和物	メジコン
スカピン	ノスカピン
麻薬性】	
キシメテバノール	メテバニール
デインリン酸塩水和物	リン酸コデイン
ヒドロコデインリン酸塩	リン酸ジヒドロコデイン

去痰薬 ―――― p.150

一般名	商品名
刺激性去痰薬】	
ポニン系製剤	セネガ
気道分泌促進薬】	
ロムヘキシン塩酸塩	ビソルボン
粘液溶解型去痰薬】	
セチルシステイン	ムコフィリン
チルシステイン塩酸塩	チスタニン
気道潤滑薬】	
ンブロキソール塩酸塩	ムコソルバン
界面活性薬】	
ロキサポール	アレベール

■喘息治療薬 ―――― p.154

一般名	商品名
【ケミカルメディエイター遊離抑制薬】	
アゼラスチン塩酸塩	アゼプチン
イブジラスト	ケタス
クロモグリク酸ナトリウム	インタール
ケトチフェンフマル酸塩	ザジテン
トラニラスト	リザベン
【副腎皮質ホルモン】 →p.174 参照	
【吸入用ステロイド】	
シクレソニド	オルベスコ
フルカチゾンプロピオン酸エステル	フルタイド
ブデソニド	パルミコート
ベクロメタゾンプロピオン酸エステル	キュバール
【気管支拡張薬ーβ_2受容体作用薬】	
サルブタモール硫酸塩	サルタノール／ベネトリン
フェノテロール臭化水素酸塩	ベロテック
プロカテロール塩酸塩水和物	メプチン
【β_2受容体作用薬――テープ】	
ツロブテロール	ホクナリン
【テオフィリン系-気管支平滑筋弛緩薬】	
アミノフィリン	ネオフィリン／アルビナ
テオフィリン	テオドール／テオロング

【その他】

ヒスタミン加人免疫グロブリン	ヒスタグロビン

■呼吸循環賦活薬———p.156

一般名	商品名
ジモルホラミン	テラプチク

■呼吸鎮静薬———p.157

6 利尿薬

●ループ利尿薬　●サイアザイド系利尿薬　●炭酸脱水酵素阻害薬
●カリウム保持性利尿薬　●浸透圧利尿薬

1　浮腫とは

私たちの体は体重の約70％が水からできています。体重60kgの人でその42kgは水であると考えると、なんとなく味気ない気もします。体の水の内訳（うちわけ）は、血漿（けつしょう）が５％、組織のあいだの水分が15％、細胞のなかにある水分が50％、あわせて70％というわけです。

これらの水が体にたまってしまうことがあります。水分が組織のあいだにたまった状態をむくんでいるといっていますが、これが浮腫（ふしゅ）です（図６－１）。胸水や腹水のように、水分が組織のあいだではなく、体の中の空間である肋膜腔（ろくまくくう）や腹腔などにたまるのを水腫といいます。

2　利尿とは

利尿（りにょう）というのは尿の量がふえることをいいます。水をたくさん飲んでも尿量がふえますが、これは水利尿といわれます。水利尿は中毒の治療などのように体内の悪いものを出してしまいたいときには意味が

図6-1　体に水がたまる

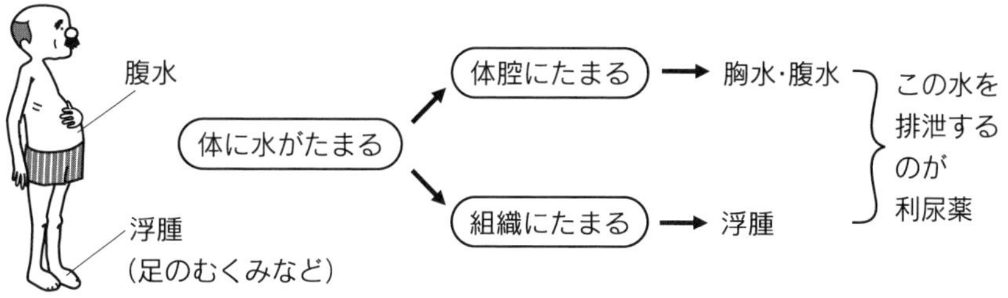

腹水
浮腫
(足のむくみなど)
体に水がたまる
体腔にたまる
胸水·腹水
組織にたまる
浮腫
この水を
排泄する
のが
利尿薬

図6-2　腎臓をみてみると

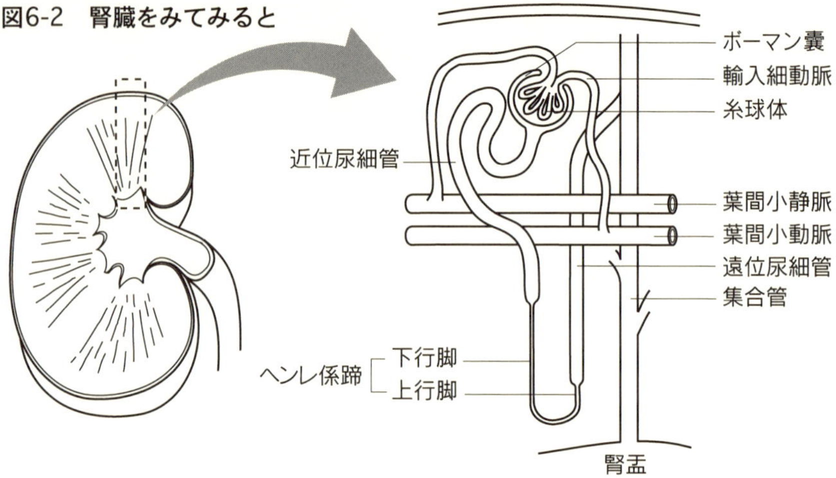

ありますが、浮腫や水腫の治療にとっては、役に立たないばかりか、かえって有害なこともあります。浮腫や水腫を改善するために使用される薬が利尿薬です。

3　尿ができるまで

利尿薬の作用機序（さようきじょ）を考えるまえに、尿ができるまでを簡単にみてみましょう。

糸球体とボーマン嚢

腎臓（じんぞう）に入ってきた動脈はしだいに細くなり、最後の部分は糸まきのようにぐるぐるまいています。この部分を糸球体（しきゅうたい）といいます。その後糸球体から静脈となり腎臓から出ていきます（図6－2）。

糸球体は外から袋（ふくろ）でおおわれていますが、この袋がボーマン嚢（のう）です。糸球体とボーマン嚢をあわせて腎小体（じんしょうたい）といい、その大きさは直径約0.1～0.2㎜くらいです。

尿細管と集合管

ボーマン嚢からは、細い尿細管という管がずっと伸びており、多くの尿細管が集まって集合管という太い管になり、最後には腎臓の出口である腎盂(じんう)に開いています。

尿細管は長い管で、部位によってよび方が異なり、ボーマン嚢から出たところは近位尿細管、その後大きく曲がるところはヘンレ係蹄(けいてい)(ヘンレのループ)、ついで遠位尿細管、最後に集まるところは集合管とよばれます。

糸球体と尿細管とをあわせてネフロンとよんでいます。１個の腎臓には約100万個のネフロンがあるといわれています。

再吸収の役割

腎小体にきた血液は、そこで糸球体からろ過され、ボーマン嚢に入りますが、その量はだいたい１分間に125mℓ程度です。これがすべて尿になったらたった10分間で１ℓ以上の尿ができることになり、とてもたいへんなことになります。

そこで、ろ過された血漿の大部分が尿細管からふたたび吸収され、血管内にもどってきます。これが再吸収です。したがってろ過された血漿のうち最終的に尿になるのは１分間に１mℓ程度です（次ページ図６－３）。

この水の再吸収は、尿細管のなか（尿細管腔）にあるナトリウムが、もう一度体のなかに取り込まれ、それに引きつづいて水もいっしょに取り込まれることで行われます。このように水を再吸収するためには、ナトリウムの再吸収がもっともたいせつです。

4　利尿薬はどうして効くか

利尿薬も作用機序が異なったものがいくつかあります。

糸球体からのろ過量がふえる

糸球体のろ過量がふえることで尿量がふえることは、日常的にも経

図6-3　水の運命

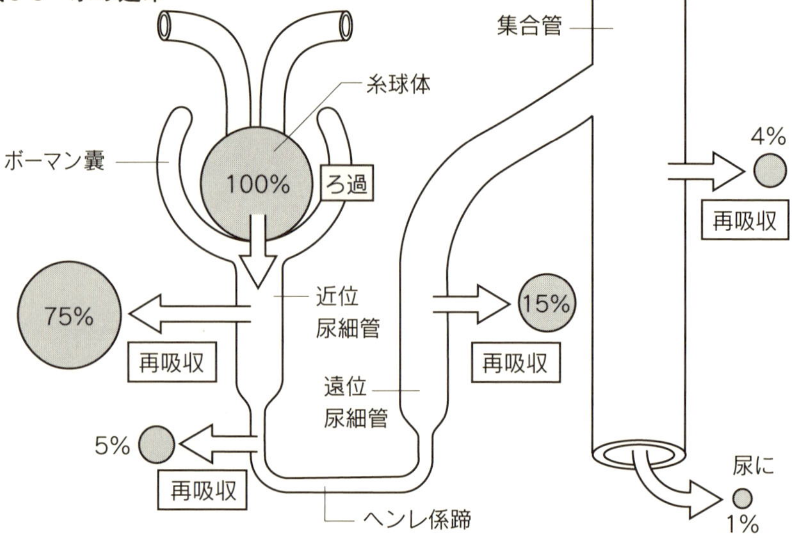

験することです。たとえば、たくさん水を飲んだときに尿量がふえるのは、このようなメカニズムによるものです（水利尿）。

そのほかに強心薬によって心臓の働きが改善された場合や、カフェインが入ったものを飲んだために腎臓の血管が拡張した場合なども、糸球体からのろ過量がふえ、利尿がみられます。しかし、これらの利尿は本来の利尿とは少し異なっています。

ナトリウムの再吸収をさまたげる

本来の利尿は、浮腫や水腫を改善することを目的としており、利尿薬のほとんどのものは腎臓の尿細管におけるナトリウムの再吸収をさまたげて、つまりナトリウムを体の外に出すことによって、利尿効果を現します。ナトリウムが体の外に出ていきますと、いっしょに水も外に出ていき、利尿がおこります。極端ないい方をすれば、このようにナトリウムと水はいっしょに動く傾向がありますから、ナトリウムの再吸収を妨害（ぼうがい）することが、水の再吸収の妨害にもなります。

図6-4　利尿をおこす

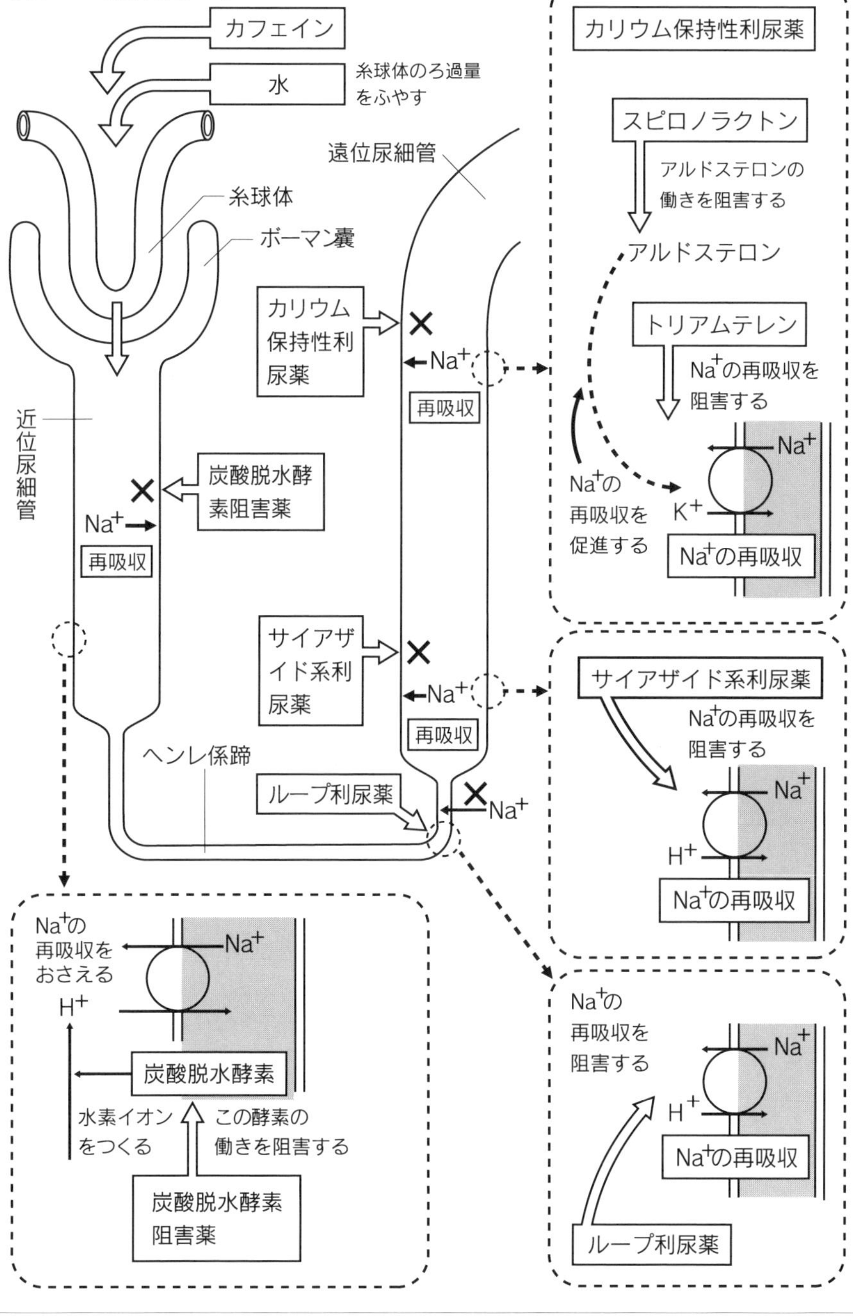
カフェイン
水
糸球体のろ過量をふやす
遠位尿細管
糸球体
ボーマン嚢
近位尿細管
カリウム保持性利尿薬
Na+
再吸収
炭酸脱水酵素阻害薬
Na+
再吸収
サイアザイド系利尿薬
Na+
再吸収
ヘンレ係蹄
ループ利尿薬
Na+
カリウム保持性利尿薬
スピロノラクトン
アルドステロンの働きを阻害する
アルドステロン
トリアムテレン
Na+の再吸収を阻害する
Na+
K+
Na+の再吸収を促進する
Na+の再吸収
サイアザイド系利尿薬
Na+の再吸収を阻害する
Na+
H+
Na+の再吸収
Na+の再吸収をおさえる
Na+
H+
炭酸脱水酵素
水素イオンをつくる
この酵素の働きを阻害する
炭酸脱水酵素阻害薬
Na+の再吸収を阻害する
Na+
H+
Na+の再吸収
ループ利尿薬

これが利尿薬の本質的な作用メカニズムですが、腎臓のどの部位でナトリウムの再吸収をおさえるかが薬によってちがいます（図６－４）。

ループ利尿薬

現在使用されている利尿薬のなかで、作用の発現が早く強力なのは、フロセミドなどのループ利尿薬とよばれるものです。

ループ利尿薬はヘンレのループの部分で作用する薬です。ふつうはここでは、水素イオンを尿細管のなか（尿細管腔）に出して、その代わりに尿細管のなかのナトリウムを体のなかに取り込んでいます。このナトリウムの再吸収をループ利尿薬がおさえるためにナトリウムの排泄がふえ、水の排泄もふえて利尿効果が現れます。

サイアザイド系利尿薬

サイアザイド系（チアジド系）利尿薬は、遠位尿細管で、ループ利尿薬と同じように水素イオンと交換にナトリウムを取り込むところをおさえて利尿効果を現します。

炭酸脱水酵素阻害薬

炭酸脱水酵素(こうそ)阻害薬(そがいやく)は、ナトリウムとの交換に必要な水素イオンをつくる酵素である炭酸脱水酵素の働きを近位尿細管で阻害します。その結果、交換に用いられる水素イオンがへり、そのためナトリウムの再吸収がおさえられ、利尿効果が出現することになります。

また、眼の前房水(ぜんぼうすい)の産生にもこの酵素が関わっており、それが阻害されると前房水の産生がおさえられることから、緑内障の治療にも用いられます。

カリウム保持性利尿薬

遠位尿細管では、尿細管のなかのナトリウムの再吸収はカリウムとの交換で行われます。ここでも利尿薬によりナトリウムの再吸収がおさえられて、その分ナトリウムが排泄されることになり、利尿効果が現れます。このような利尿薬をカリウム保持性利尿薬といいます。

そのなかでスピロノラクトンは、ナトリウムの再吸収を促進するアルドステロン[*1]の受容体にくっつき、アルドステロンがくっつくのを邪魔して、ナトリウムの再吸収を阻害します。

遠位尿細管で再吸収されるナトリウムの量は、ろ過された分の8～9％と少ないので利尿効果はそれほど大きくありません。

しかし、カリウム保持性利尿薬は後述するようにループ利尿薬やサイアザイド系利尿薬で副作用としてみられる低カリウム血症[*2]（164ページ下段参照）をおこしません。さらに、ループ利尿薬やサイアザイド系利尿薬でみられる低カリウム血症はカリウム保持性利尿薬と併用することで防ぐことができます。

浸透圧利尿薬

特殊な利尿薬に浸透圧利尿薬があります。これは、ろ過された後再吸収されないような物質で、そのため尿細管のなかの浸透圧が高くなり、ナトリウムの再吸収が抑制されるものです。

マンニトールなどがそれで、利尿薬としてはほとんど用いられませんが、脳圧亢進の治療などに使用されます。

副作用の低カリウム血症はなぜ起こるか

ループ利尿薬やサイアザイド系利尿薬では副作用として低カリウム血症がみられることをのべました。

これらの利尿薬を使用した場合、ナトリウムの再吸収が強く抑制されるため、生体がそれを挽回しようとして代償的に遠位尿細管でナトリウムを再吸収しようとします。そのときにナトリウムと交換するものとして、カリウムが外に出ていくことになります。そのため血液中のカリウムが使われ、低カリウム血症となります。

●よく使われる薬

■ループ利尿薬——p.164

一般名	商品名
フロセミド	ラシックス

■サイアザイド系利尿薬——p.164

一般名	商品名
トリクロルメチアジド	フルイトラン
ヒドロクロロチアジド	ダイクトライド

＊1アルドステロン　aldosterone　副腎皮質で産生される強力なステロイドホルモン。腎遠位尿細管に作用してナトリウムを再吸収し、代わりにカリウムを排泄させます。

＊2低カリウム血症　血清中のカリウム濃度が正常値を下まわった病態。筋力低下や多尿などの症状がみられます。

■炭酸脱水酵素阻害薬————p.164

一般名	商品名
アセタゾラミド	ダイアモックス

■カリウム保持性利尿薬————p.164

一般名	商品名
スピロノラクトン	アルダクトンA
トリアムテレン	トリテレン

■浸透圧利尿薬————p.165

一般名	商品名
イソソルビド	イソバイド
D-マンニトール	マンニゲン

7 ホルモン療法

●副腎皮質ホルモン　●甲状腺疾患治療薬　●糖尿病治療薬
●女性ホルモン　●男性ホルモン

1　ホルモンの治療への応用

ホルモンとは、体内でつくられて、血液中で分泌され、離れた場所にある器官（組織）に微量で作用して、その働きをよびおこす物質です（次ページ図7－1）。

ホルモンを治療に用いる場合のひとつは、自分自身のホルモンの分泌が十分でない場合で、それを補うためにホルモンそのものや、ホルモンの分泌をうながす薬が使われます。

逆にホルモンの分泌が過剰になっていることがあり、この場合にはホルモンの合成や分泌をおさえる薬や、ホルモンに拮抗する薬が使われます。

これ以外に、特殊な場合として、そのホルモンがもっている特別な作用が利用されることがあります。

以下簡単に代表的な薬についてのべます。

2　副腎皮質ホルモン

補充のための使用

アジソン病は、副腎皮質ホルモンの分泌が不足しておこりますので、不足したホルモンを補うために、副腎皮質ホルモンが投与されます。

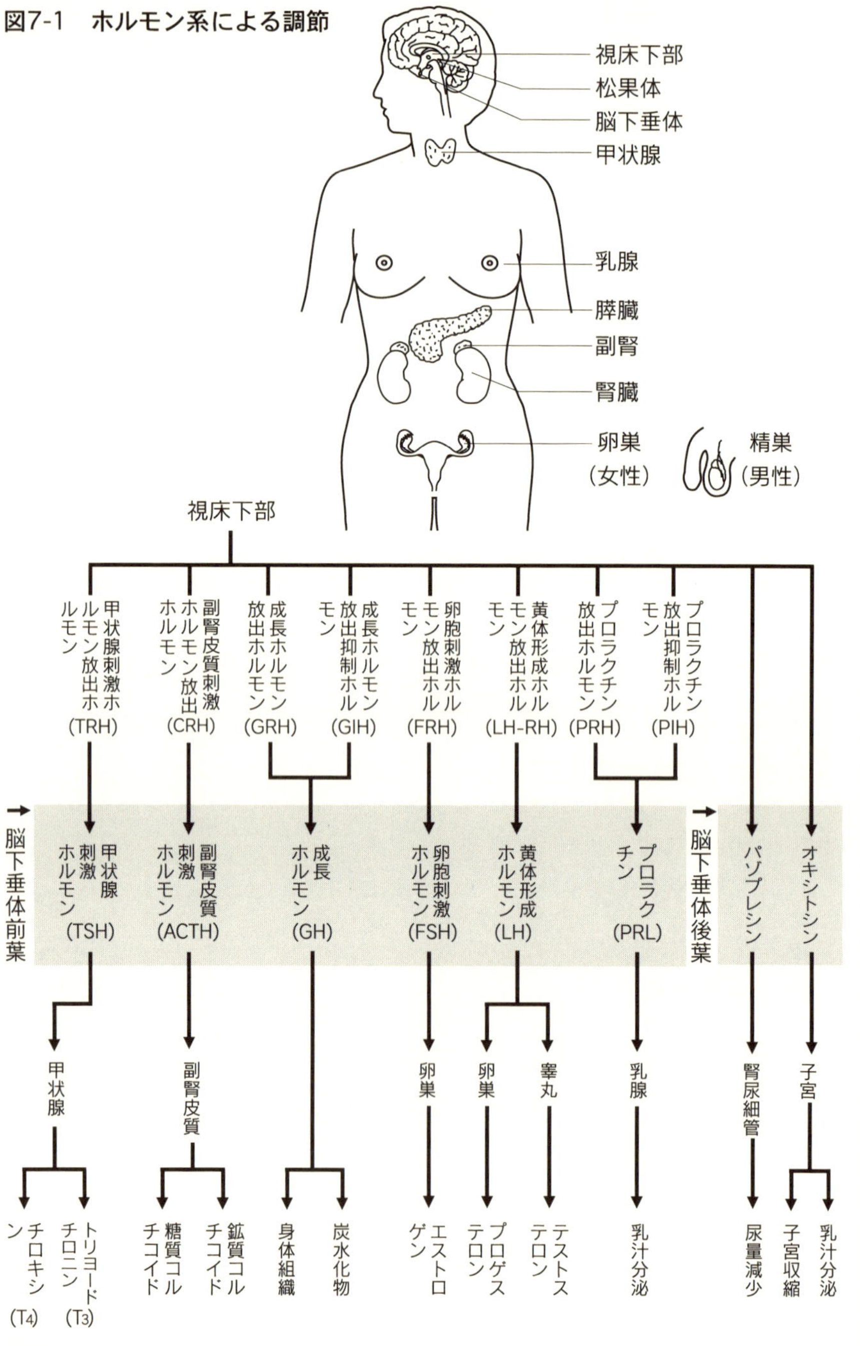
視床下部
松果体
脳下垂体
甲状腺
乳腺
膵臓
副腎
腎臓
卵巣（女性）
精巣（男性）
視床下部
甲状腺刺激ホルモン放出ホルモン (TRH)
副腎皮質刺激ホルモン放出ホルモン (CRH)
成長ホルモン放出ホルモン (GRH)
成長ホルモン放出抑制ホルモン (GIH)
卵胞刺激ホルモン放出ホルモン (FRH)
黄体形成ホルモン放出ホルモン (LH-RH)
プロラクチン放出ホルモン (PRH)
プロラクチン放出抑制ホルモン (PIH)
脳下垂体前葉
甲状腺刺激ホルモン (TSH)
副腎皮質刺激ホルモン (ACTH)
成長ホルモン (GH)
卵胞刺激ホルモン (FSH)
黄体形成ホルモン (LH)
プロラクチン (PRL)
脳下垂体後葉
バゾプレシン
オキシトシン
甲状腺
副腎皮質
卵巣
卵巣
睾丸
乳腺
腎尿細管
子宮
トリヨードチロニン (T3)
チロキシン (T4)
鉱質コルチコイド
糖質コルチコイド
炭水化物
身体組織
エストロゲン
プロゲステロン
テストステロン
乳汁分泌
尿量減少
乳汁分泌
子宮収縮

図7-1　ホルモン系による調節

補充以外の使用

ホルモンを補充するため以外に副腎皮質ホルモンは、アレルギー疾患、膠原病[*1]、気管支喘息、ショック、急性リンパ性白血病、ネフローゼ[*2]など多くの疾患に対して使われます。補充する使われ方より、こちらの目的で使用されることが大部分といってよいくらいです。

これらの多くの場合、このホルモンがもっている免疫の働きをおさえる作用そのほかを期待して使われます。

副作用とその対策

たしかにその期待に応えるだけのよい薬ですが、長期に使用すると非常に問題となる副作用をおこします（次ページ図7－2）。

顔が満月のように丸くなる（満月様顔貌）、毛が濃くなる（多毛）、皮膚に線が入ってくる（皮膚線条）、高血圧などの症状が出る過剰症としてのクッシング症候群[*3]、胃潰瘍や高血圧症や糖尿病を発症させたり、悪化させたり、骨がもろくなったり（骨粗鬆症）、感染症にかかりやすくなったり、精神障害をおこしたり、ついには、副腎が萎縮して使いものにならなくなるなどの副作用です。

きちんとした計画のもとに、副作用がおきていないかどうかをちゃんと調べながら使うことがたいせつです。

3　甲状腺ホルモン

甲状腺機能亢進症の治療

甲状腺機能亢進症では、甲状腺ホルモンの分泌が亢進して、頻脈、発汗、指先のふるえ、体重減少などの症状が出現します。そのさいにはチアマゾールなどのチオウラシル製剤である抗甲状腺薬が使用されます。

これらの薬物は、甲状腺ホルモンを合成する酵素に作用して、甲状腺ホルモンができるときに必要なヨウ素をくっつけるのを妨害して、

＊1膠原病　エリテマトーデス、汎発性強皮症、リウマチ様関節炎などの自己免疫疾患がふくまれます。

＊2ネフローゼ　尿中に多量の血清タンパクを喪失する疾患です。

＊3クッシング症候群　コルチゾール過剰によっておこる疾患。高血圧、月経異常、皮膚線条、多毛症、浮腫などがみられます。

図7-2　副腎皮質ホルモンの副作用

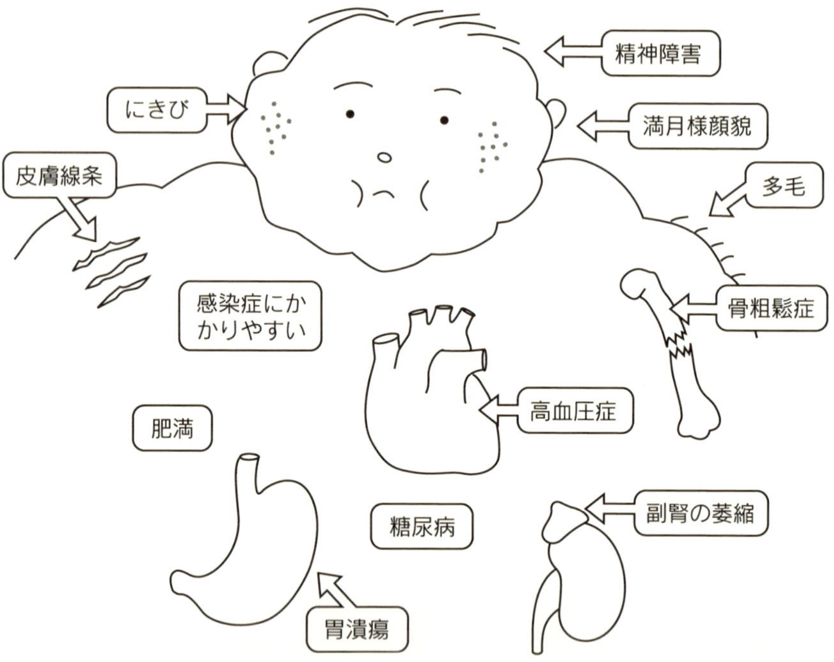

甲状腺ホルモンの合成をおさえます。その結果、甲状腺ホルモンの分泌が低下し、血液中の甲状腺ホルモンの量が低下することになります。

甲状腺機能低下症の治療

甲状腺ホルモンはサイロキシン（チロキシン、T_4）といわれますが、私たちの体のなかではそれが変化したトリヨードチロニン（T_3）のほうが強い作用を示します。

甲状腺機能低下症のときに低下した甲状腺ホルモンを補う目的で、合成サイロキシンであるレボチロキシンや合成トリヨードチロニンであるリオチロニンが使われます。これもホルモンの補充療法です。

4　糖尿病の治療

糖尿病とは

血液中のインスリン*の量が不足する病気が糖尿病です。

インスリンは、血液中のブドウ糖が肝臓や脂肪や筋肉などの細胞に運びこまれ、その細胞で利用されるのを助けます。

そのためインスリンが不足すると、これらの細胞にうまくブドウ糖が運ばれず、細胞の働きが悪くなります。一方では、血液中にブドウ糖がたまりますから、血糖値が上がり高血糖となり、あふれたブドウ糖が尿に出てきます。

糖尿病の2つのタイプ

糖尿病は、大きく2つの型に分けられます。

ひとつは1型糖尿病（インスリン依存性糖尿病：IDDM）で、もうひとつは2型糖尿病（インスリン非依存性糖尿病：NIDDM）です。

糖尿病の型のちがいによって治療がちがってきます。

1型糖尿病

1型糖尿病は、子どもや若い人に多くみられるもので、インスリンを分泌する膵臓のβ細胞がやられているため、インスリンがうまく分泌されない糖尿病です。

そのため、治療は外からインスリンを補うことになります。使われるインスリンは、作用持続の比較的短いものから長いものまであり、その患者さんの状態によって使いわけます。

インスリンは口から飲むと、消化管で壊されてしまうため、注射で投与しますが、同じところに打ちつづけたりすると、その部位の脂肪がなくなりへこんでしまうことがありますので部位を変えて注射するなどの注意が必要です。

2型糖尿病

一方、2型糖尿病は、肥満の成人によくみられるタイプの糖尿病

＊インスリン（インシュリン）　insulin　膵ランゲルハンス島β細胞から分泌される血糖低下作用をもつホルモンです。

で、インスリンは分泌されていますが、体の必要量に対して十分でないときにみられるもので、相対的インスリン不足によるものです。

２型糖尿病の場合は、自分でインスリンを分泌しているわけですから、まず食事療法(しょくじりょうほう)や運動療法がたいせつです。

食事療法だけでうまくいかないときや、糖尿病の状態がひどいときには、インスリンが使用されたり、トルブタミドなどのスルホニル尿(にょう)素系(そけい)の経口糖尿病薬が用いられます。スルホニル尿素系の薬物は、膵臓のβ細胞を刺激して、インスリンの分泌を高めます。つまり自分のインスリンの分泌を増加させて、糖尿病を治療していることになります。

最近問題なのは、インスリン抵抗性ということです。高脂血症や運動不足などのために生体がエネルギー過剰状態になると、インスリンを取り込む肝臓、骨格筋、脂肪組織などがすでにエネルギーで満杯であるにもかかわらず、もっとブドウ糖を取り込もうとして、はるかに多くのインスリンを必要とする状態になります。これがインスリン抵抗性の状態ですが、このようなときには血糖値は正常でも、インスリンは高値を示すことがあります。

インスリン抵抗性改善薬といわれるピオグリタゾンは、インスリン抵抗性糖尿病にも有効で、インスリンの分泌を促進しませんが、筋肉などへのブドウ糖の取り込みをうながし、血糖値を下げるといわれています。

そのほかに興味ある糖尿病の薬として、アカルボースやボグリボースなどのα-グルコシダーゼ阻害薬(そがいやく)があります。食事をすると血糖値が上がりますが、糖尿病の患者さんでは特にそれが著しくおこります。食事のなかの炭水化物は、小腸にあるα-グルコシダーゼによってブドウ糖になってから吸収されます。この薬はその酵素の働きを妨害します。そのため食事の後のブドウ糖の吸収が悪くなり、食後の過血糖を防ぐことができます。

5　女性ホルモン

不妊症の治療

女性ホルモンは、エストロゲンとプロゲステロンとに大きく分けられます。

エストロゲンは、卵巣の卵胞から分泌される卵胞ホルモンで、プロゲステロンは卵巣の黄体から分泌される黄体ホルモンです。

エストロゲンは、更年期障害や子宮発育不全症など各種の婦人科疾患の治療に用いられるほか、前立腺癌のホルモン療法でも用いられます。

プロゲステロンは、もともと受精した卵が着床しやすくするような作用をもっていますので、習慣性流早産や切迫流早産などの治療に用いられます。

不妊症の治療に排卵誘発剤が使用されますが、これはゴナドトロピンやゴナドトロピン放出ホルモンの分泌をうながして、排卵を促進するものです。

経口避妊薬（ピル）は、黄体ホルモンと卵胞ホルモンの合剤ですが、服用により排卵がおさえられますので避妊の効果がえられます。

6　男性ホルモン

男性ホルモンは、男子不妊症やそのほかの男子性機能障害の治療に用いられるほか、乳癌のホルモン療法にテストステロンが使われることがあります。

●よく使われる薬

■副腎皮質ホルモン——p.167

一般名	商品名
〔最強〕	
クロベタゾールプロピオン酸エステル	テルモベート
〔かなり強力〕	
ジフルプレドナート	マイザー
ベタメタゾンジプロピオン酸エステル	リンデロン-DP
モメタゾンフランカルボン酸エステル	フルメタ
〔強力〕	
デキサメタゾンプロピオン酸エステル	メサデルム
デキサメタゾン吉草酸エステル	ザルックス
フルオシノロンアセトニド	フルコート
プレドニゾロン吉草酸エステル酢酸エステル	リドメックス
〔中程度〕	
アルクロメタゾンプロピオン酸エステル	アルメタ
ヒドロコルチゾン酪酸エステル	ロコイド
フルメタゾンピバル酸エステル	テストーゲン
〔弱い〕	
デキサメタゾン	デカドロン
ヒドロコルチゾン	コートリル
プレドニゾロン	プレドニゾロン

■甲状腺疾患治療薬——p.169

一般名	商品名
【抗甲状腺薬】	
チアマゾール	メルカゾール
プロピルチオウラシル	プロパジール／チウラジール
【甲状腺ホルモン】	
乾燥甲状腺	チラーヂン／チレオイド
リオチロニンナトリウム（T_3）	チロナミン
レボチロキシンナトリウム（T_4）水和物	チラーヂンS

■糖尿病治療薬——p.171

一般名	商品名
【インスリン製剤】	
インスリン	ノボリン／ヒューマカート／ヒューマリン／ペンフィル
〔超速効型〕	
インスリンアスパルト	ノボラピッド
インスリンリスプロ	ヒューマログ
〔速効型〕	
生合性ヒト中性インスリン	ペンフィルR
〔混合型〕	
二相性プロタミン結晶性アナログ水性懸濁	ノボラピッド30ミックス
〔中間型〕	
中間型インスリンリスプロ	ヒューマログN
〔持続型〕	
インスリングラルギン	ランタス
【スルホニル尿素】	
アセトヘキサミド	ジメリン
グリベンクラミド	オイグルコン
グリメピリド	アマリール
トルブタミド	ヘキストラスチノン
グリクラジド	グリミクロン
【ビグアナイド系】	
ブホルミン塩酸塩	ジベトス
メトホルミン塩酸塩	グリコラン／メトグルコ

【αグルコシダーゼ阻害薬】

アカルボース	グルコバイ
ボグリボース	ベイスン
ミグリトール	セイブル

【アルドース還元酵素阻害薬】

エパルレスタット	キネダック

【チアゾリジン誘導体】

【インクレチン関連薬・DPP-4阻害薬】

シタグリプチンリン酸塩水和物	ジャヌビア
ビルダグリプチン	エクア
リナグリプチン	トラゼンタ
テネリグリプチン臭化水素酸塩水和物	テネリア
アナグリプチン	スイニー
サキサグリプチン水和物	オングリザ
トレラグリプチンコハク酸塩	ザファテック
オマリグリプチン	マリゼブ

【SGLT2阻害薬】

イプラグリフロジン L-プロリン	スーグラ
ダパグリフロジンプロピレングリコール水和物	フォシーガ
カナグリフロジン水和物	カナグル
エンパグリフロジン	ジャディアンス
ルセオグリフロジン水和物	ルセフィ
トホグリフロジン水和物	デベルザ／アプルウェイ
ピオグリタゾン塩酸塩	アクトス

【その他】

【糖尿病性神経障害治療薬】

メキシレチン塩酸塩	メキシチール

【糖尿病性腎症治療薬】

イミダプリル塩酸塩	タナトリル

■女性ホルモン p.173

【卵胞ホルモン】

一般名	商品名
エストラジオール安息香酸エステル	オバホルモン
エチニルエストラジオール	プロセキソール
結合型エストロゲン	プレマリン

【黄体ホルモン】

ジヒドロゲステロン	デュファストン
プロゲステロン	プロゲホルモン

■男性ホルモン p.173

一般名	商品名
テストステロンエナント酸エステル	エナルモンデポー
メチルテストステロン	エナルモン

■下垂体ホルモン

デスモプレシン酢酸塩水和物	デスモプレシン
バソプレシン	ピトレシン

■副腎皮質刺激ホルモン（ACTH）

テトラコサクチド酢酸塩	コートロシン

■成長ホルモン

ソマトロピン	ジェノトロピン

■排卵誘発剤

クロミフェンクエン酸塩	クロミッド

8　子宮を収縮させる

●子宮収縮薬

1　子宮の収縮

子宮収縮薬の応用

分娩のときに、積極的に陣痛をおこさせる陣痛誘発、陣痛は始まっているけれどそれが弱い陣痛微弱、産後の子宮からの出血（弛緩性出血）などの治療に用いられるのが子宮収縮薬です（図８－１）。

子宮の収縮の変化

子宮の筋肉は平滑筋でできていますが、消化管などの平滑筋とちがって、収縮する強さや回数などが、多くの因子の影響を受けます。妊娠していない場合でも、子宮の収縮のしかたは変化しており、月経直後から月経期間にかけて収縮の強さと頻度が増加して、月経のときの子宮内容物の排出をうながします。

子宮の収縮がもっとも大きな変化を示すのは、妊娠してからです。妊娠の初期には、子宮の筋肉の緊張も弱く、収縮力も非常に弱いのですが、妊娠４～５ヵ月から少しずつ収縮力が強くなり、臨月になると強い収縮が頻回に（なんども）おこるようになり、分娩期になるときわめて強い規則的な収縮がおこるようになります。これが陣痛です。

このように子宮の筋肉の緊張と収縮力が変化していくのは、ホルモンや薬物に対する子宮の筋肉の感受性が、妊娠の経過とともに変化し、分娩期にうまく子宮を収縮させて、胎児を娩出させるためです。

図8-1　子宮収縮薬

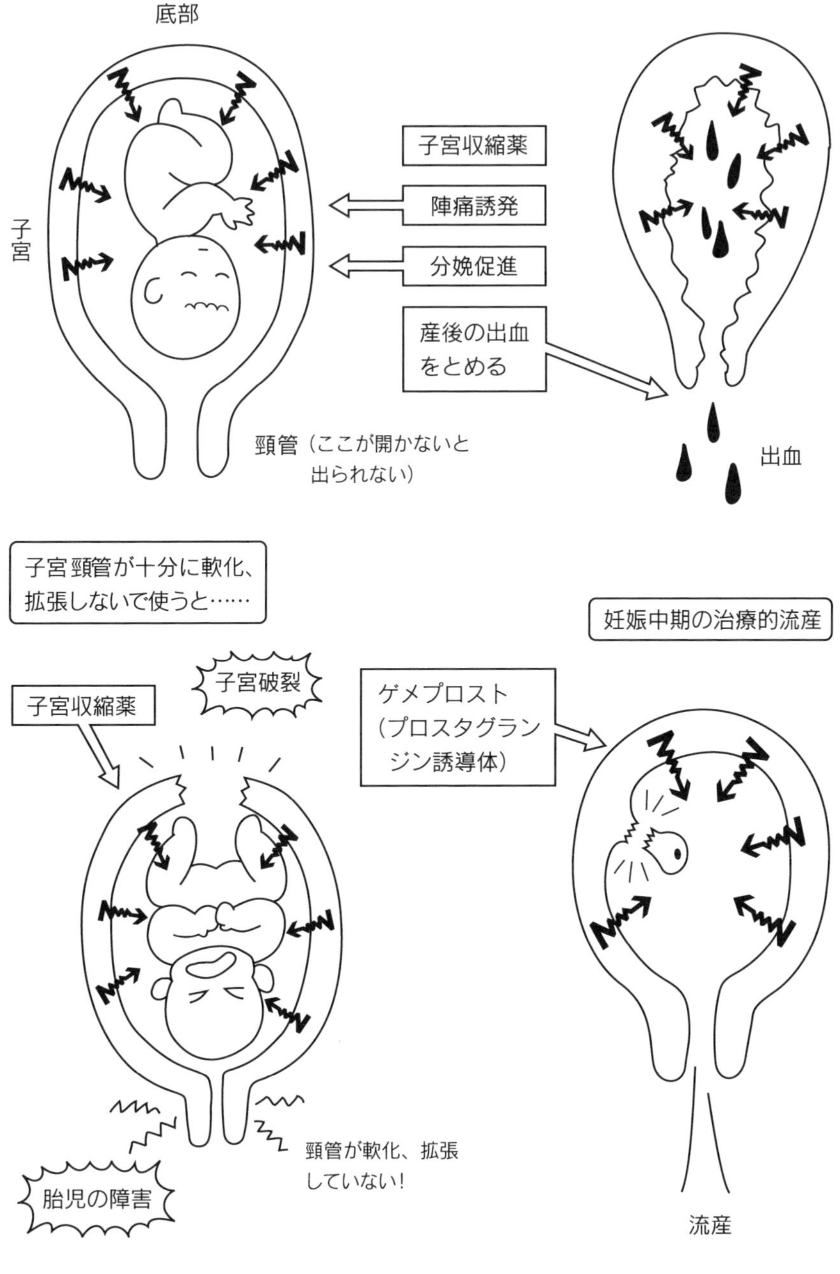

底部
子宮
子宮収縮薬
陣痛誘発
分娩促進
産後の出血
をとめる
頸管（ここが開かないと
出られない）
出血
子宮頸管が十分に軟化、
拡張しないで使うと……
妊娠中期の治療的流産
子宮破裂
子宮収縮薬
ゲメプロスト
（プロスタグラン
ジン誘導体）
頸管が軟化、拡張
していない！
胎児の障害
流産

2　子宮収縮薬

子宮収縮薬使用上の注意

子宮収縮薬は、子宮の平滑筋の緊張を高め、その収縮力を強め、収縮の頻度を増加させる薬です。

おもな薬として、下垂体後葉（かすいたいこうよう）ホルモンであるオキシトシン、ライムギに発生したバッカク菌から分離されたバッカクアルカロイド（エルゴメトリン）、プロスタグランジンE_2（PGE_2）、プロスタグランジン$F_2\alpha$（$PGF_2\alpha$）などがあります。

子宮の出口である子宮頸管（けいかん）が十分に軟化、拡張しない状態で、これらの子宮収縮薬を使用すると、子宮が強く収縮しても、出口が十分に開いていないので、胎児が外に出られなくなります。そのため、子宮破裂（はれつ）をおこしたり、胎児が強く圧迫されて障害をおこしたりしますので、用い方には十分な注意が必要です（前ページ図８－１）。

特にバッカクアルカロイドは、子宮の底部（上のほう）の筋肉も、頸部の筋肉も収縮させます。このため、胎児の娩出前に使用すると危険なので、胎盤娩出後におもに用いられます。

オキシトシンの場合には、子宮の底部の筋肉は収縮させ、子宮の頸部の筋肉は弛緩させ、胎児の娩出がうまくいくように作用しますが、それでも大量になると頻回の強い陣痛と、持続する子宮筋肉の緊張がおこるので危険です。

子宮収縮薬は、陣痛誘発や分娩促進にも用いられますが、その場合は少量を分割したり、徐々に点滴したり、プロスタグランジン製剤の内服などで行われます。

また産後に子宮収縮薬を使用しますと、ゆるんでいた子宮の筋肉の緊張が持続的に上昇し、そのため子宮の血管が圧迫されて、産後の出血がおさえられたり、予防されたりします。

オキシトシンに対する子宮の感受性は、妊娠末期になって急激に上がりますが、プロスタグランジン製剤では、オキシトシンとちがって妊娠の初期から感受性が亢進していて、妊娠の経過とともにそれが大きくなります。そこで妊娠初期や妊娠中期にプロスタグランジン$F_2\alpha$を投与しますと、子宮が収縮してしまい、着床していた受精卵がはずれて、流産をすることになります。そのためプロスタグランジンの誘導体であるゲメプロストが、妊娠中期における治療的流産の目的で使用されることがあります（図８－１）。

このように子宮収縮薬は、分娩を助ける目的で使用されますが、あくまで子宮底部の筋肉は収縮し、子宮頸部の筋肉は弛緩して分娩しやすくし、しかも収縮と収縮のあいだに十分な弛緩期があって胎児への血行が維持されていることが重要です。

過激で、急激で、しかも持続的な子宮の収縮は、母体、胎児ともに危険なことを知っておくことがたいせつです。

●よく使われる薬

■子宮収縮薬—————p.178

一般名	商品名
エルゴメトリンマレイン酸塩	エルゴメトリンマレイン酸塩「F」
オキシトシン	アトニン－O
ゲメプロスト（PGE_1）	プレグランディン
ジノプロスト（$PGF_2\alpha$）	プロスタルモン・F
ジノプロストン（PGE_2）	プロスタルモン・E_2
メチルエルゴメトリンマレイン酸塩	メテルギン

3章

代謝性医薬品

1. 血液に作用する薬
2. 痛風を治す

1 血液に作用する薬

●貧血治療薬　●止血薬
●血液凝固阻止薬　●血栓溶解薬

1　貧血を治す

貧血の原因

貧血（ひんけつ）というのは、正常より赤血球（せっけっきゅう）の数が不足しているか、赤血球のなかにふくまれているヘモグロビン（血色素（けっしきそ））の量が不足している状態をいいます。

原因として、赤血球をつくる働きが低下している場合と、赤血球がふつう以上に破壊されたり（溶血性貧血（ようけつせい））、出血などで赤血球がなくなる場合とがあります。赤血球が破壊されすぎたり、出血したりという場合には輸血そのほかの治療が行われます。

ここで取りあげるのは、赤血球をつくる機能が低下しておこった貧血の治療です。

ひとくちに赤血球をつくる働きが低下しているといっても、いくつかの原因が考えられます。それぞれの原因にあった治療をすることがもっともたいせつです（図１－１）。

まず赤血球ができあがるまでをみてみます。

赤血球は骨髄（こつずい）のなかで、幹細胞（かんさいぼう）から赤芽球（せきがきゅう）という細胞を経てつくられます。この細胞がふえていくためには、葉酸（ようさん）*やビタミンB_{12}を必要とします。赤芽球で鉄からヘモグロビンが合成されて、最終的にヘモグロビンをもった赤血球となり血液中に出てきます。酸素はこのヘモグロビンにくっついて、組織に運ばれることになります。

この過程のなかで、いくつかのたいせつな調整がされており、それ

＊葉酸　酵母、肉、緑野菜などの食品にふくまれるビタミンＢ複合体のひとつ。生体の組織細胞の発育および機能を正常に保つために必要です。

図1-1　貧血を治す

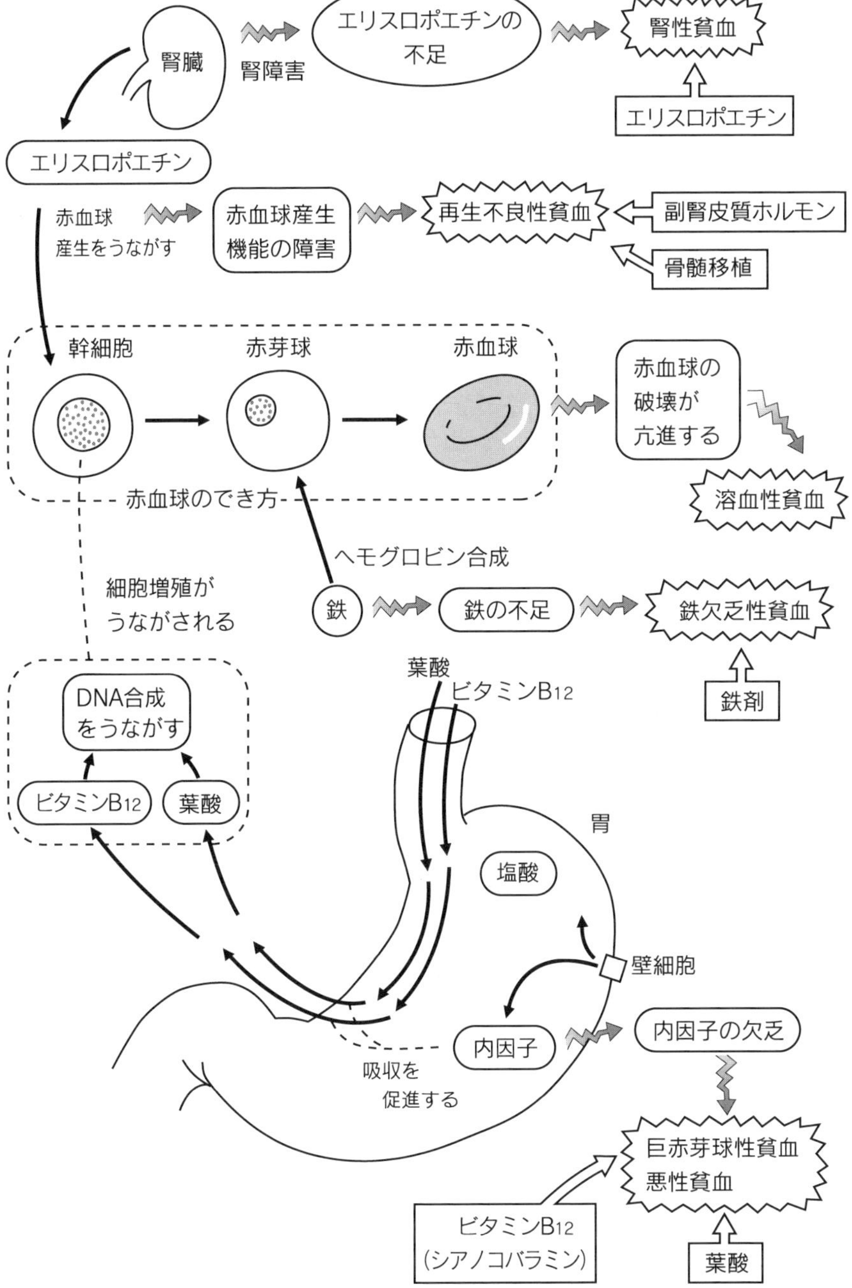

腎臓
腎障害
エリスロポエチンの不足
腎性貧血
エリスロポエチン
エリスロポエチン
赤血球産生をうながす
赤血球産生機能の障害
再生不良性貧血
副腎皮質ホルモン
骨髄移植
幹細胞
赤芽球
赤血球
赤血球の破壊が亢進する
溶血性貧血
赤血球のでき方
ヘモグロビン合成
細胞増殖がうながされる
鉄
鉄の不足
鉄欠乏性貧血
鉄剤
DNA合成をうながす
ビタミンB12
葉酸
葉酸
ビタミンB12
胃
塩酸
壁細胞
内因子
内因子の欠乏
吸収を促進する
巨赤芽球性貧血
悪性貧血
ビタミンB12（シアノコバラミン）
葉酸

がうまくいかないと貧血になります。

鉄欠乏性貧血の治療

もっともよくみられる貧血は、鉄の不足のために赤血球のなかのヘモグロビン量が不足する鉄欠乏性貧血(てつけつぼうせいひんけつ)です。

いろいろな原因で鉄が不足しますが、そのさいには鉄剤(てつざい)（2価の鉄Fe^{++}）が使用されます。鉄剤の投与(とうよ)は経口(けいこう)投与が原則です。体に貯蔵されている鉄である貯蔵鉄が十分に補充されるまで投与することもたいせつです。

注射で投与するのは、経口投与ができないときや、鉄の吸収が悪いとき、貧血がひどく、ある程度急速に補う必要があるときなどです。ただ投与されすぎると体内に沈着することがありますので、過剰(かじょう)投与には注意が必要です。

また、昔は経口的に鉄剤を服用した場合には、その後しばらくお茶を飲んではいけないといわれていましたが、現在ではそれほど影響しないことがわかり、特に制限しなくなりました。

悪性貧血の治療

ビタミンB_{12}は腸から吸収されますが、そのさい胃から分泌される内因子[*1]を必要とします。胃切除やそのほかの原因で、この内因子が出なくなると、ビタミンB_{12}が吸収されなくなり貧血になります。これが巨赤芽球性貧血のなかの悪性貧血です。この場合にはビタミンB_{12}（シアノコバラミン）が有効な貧血の治療薬となります。

また葉酸も赤血球のもとになる細胞が分裂するのに必要ですが、葉酸が吸収されなくなることがあり、その場合も悪性貧血と同様の巨赤芽球性貧血となります。このさいには葉酸を投与すると改善されます。

腎性貧血の治療

腎臓(じんぞう)から出されるエリスロポエチン[*2]は、赤血球をつくる前の細胞を刺激して、赤血球の産生(さんせい)を高めます。そのためひどく腎臓が障害されると、エリスロポエチンがへり貧血になることがあります。

＊1内因子　胃体部の壁細胞から分泌され、不足すると悪性貧血になります。

＊2エリスロポエチン　erythropoietin　赤血球生成促進因子。造血ホルモンとしてもっとも重要です。

このような腎性貧血には、エリスロポエチンの投与が有効です。臨床的には、ヒトの遺伝子組みかえ型のエリスロポエチンであるエポエチンアルファやエポエチンベータが使用されています。

再生不良性貧血の治療

そのほかに、赤血球だけでなく、白血球などをつくる働きも低下している再生不良性貧血があります。その治療には副腎皮質ホルモンが使用されてきましたが、最近では骨髄移植が著しい効果をあげています。

2　出血をとめる

血液凝固のステップ

血液が凝固するまでにたどるステップはいくつにも分かれており、関与する因子の数も多く、たいへんややこしいものです。

しかし、もっともたいせつな最終段階は、フィブリノーゲンからフィブリンができるところです（次ページ図1－2）。このようにしてできたフィブリンは網のようなもので、これが出てきた赤血球などと血餅というかたまりをつくり、傷口に栓をして出血をとめます。

フィブリノーゲンをフィブリンに変えるのはトロンビンで、そのトロンビンはトロンボプラスチンによって、プロトロンビンからつくられます。この過程でカルシウムを必要とします。このように血液が凝固するシステムは複雑で、いろいろな要素が順送りに関係しているところが特色です。

出血をとめる薬

出血をとめるための薬は、作用機序のちがうものがいくつかあります（次ページ図1－2）。

血液凝固促進薬は血液の凝固のステップに関係する因子そのほかを薬として使うもので、プロトロンビンからトロンビンをつくるトロンボプラスチン製剤やフィブリノーゲン製剤などがあります。また肝臓

図1-2　出血をとめる

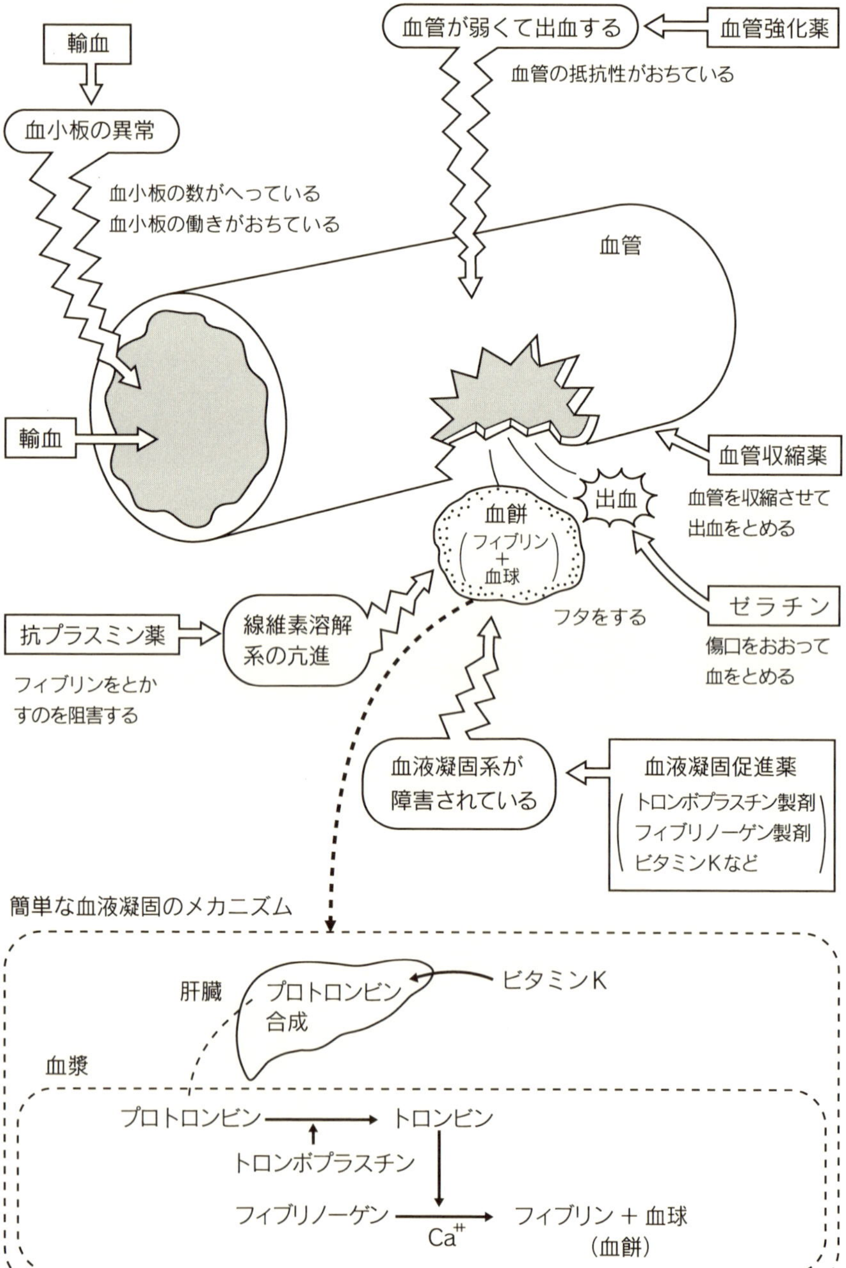

輸血
血小板の異常
血小板の数がへっている
血小板の働きがおちている
輸血
血管が弱くて出血する
血管強化薬
血管の抵抗性がおちている
血管
血管収縮薬
血管を収縮させて
出血をとめる
出血
血餅
フィブリン
+
血球
ゼラチン
傷口をおおって
血をとめる
フタをする
抗プラスミン薬
フィブリンをとかすのを阻害する
線維素溶解系の亢進
血液凝固系が障害されている
血液凝固促進薬
トロンボプラスチン製剤
フィブリノーゲン製剤
ビタミンKなど
簡単な血液凝固のメカニズム
肝臓
プロトロンビン
合成
ビタミンK
血漿
プロトロンビン
トロンビン
トロンボプラスチン
フィブリノーゲン
Ca⁺⁺
フィブリン ＋ 血球
（血餅）

でいくつかの血液凝固因子がつくられるときに必要なビタミンKも有効な止血薬です。

血管が破れやすくなっていると出血しやすくなります。そのようなときには止血薬として、血管を強くする血管強化薬が用いられます。

局所の血管を収縮させて出血しにくくして止血するのが、アドレナリンやフェニレフリンなどの血管収縮薬です。けがをしたときの止血などに使われます。

そのほかにゼラチンは傷口にはったり散布してやると、傷をおおって止血しますので、やはりけがのときなどに使われます。

血小板*の数がへっていたり、働きがおちている場合には、新鮮血の輸血や血小板の輸血などが、有効な止血方法のひとつです。

フィブリンをとかす作用をもっているのがプラスミンです。その作用を阻害するトラネキサム酸などの抗プラスミン薬も、プラスミンやプラスミノーゲンの作用を阻害して、出血しやすい傾向を改善します。

3　血液を固まらせなくする

血液凝固阻止薬の用途

上でのべた作用とまったく逆に、血液を固まらせなくする薬が血液凝固阻止薬です。

このような薬が用いられるのは、輸血、腎透析、人工心肺を使った手術など、血液が凝固したら困るときです。

そのほかの大きな用途は、脳梗塞や心筋梗塞などの血栓症の予防や治療です（189ページ図1－3）。

血管が傷つきますと、そこに血小板がくっつき、さらにフィブリンがくっつきます。これをプラクといいますが、プラクはもともと血管の傷をふさいで、出血をとめるためにできたものです。しかし、これが不必要にできて、血管内のかたまりとなって血管をつまらせてしまうのが血栓症です。

＊血小板　血液の有形成分のひとつ。血液1㎣中に約25万存在し、血液凝固に重要な役割をはたします。

特に動脈硬化があると問題です。その結果脳梗塞、心筋梗塞、肺梗塞などが発症します。これらの疾患の治療や予防に、血液凝固阻止薬や血小板凝集抑制薬が使用されます。

血液凝固阻止薬（抗凝固薬）

血液凝固阻止薬は、さきにのべた血液凝固のどこかのステップを邪魔することで、血液を凝固させなくします。

代表的な薬物であるヘパリンは、血液凝固に必要なトロンビンの働きを阻害して、血液が凝固しないようにします（図１－３）。

ワルファリンなどのクマリン誘導体は、プロトロンビンそのほかの血液凝固に必要な因子が肝臓で合成されるときに必要なビタミンＫの働きを妨害（ぼうがい）します。その結果、これらの因子がつくられなくなり、血液が凝固しにくくなります。

血小板凝集抑制薬

血小板は血管の傷ついた部位にいち早くかけつけて、そこにくっつき早いうちに栓（プラク）をします。血小板凝集抑制薬は、血小板が凝集しないようにして、血管にプラクができるのを防ぐことで、血栓症の予防をします。特にアスピリンは血小板の凝集に必要なトロンボキサンA_2をシクロオキシゲナーゼ（COX*）が合成するのを抑制します。そのため血小板を凝集させなくするので、血栓症の予防に使われます。

4　血栓をとかす

いろいろな薬物で血栓症の予防をしますが、それでも脳梗塞や心筋梗塞などの血栓症がおこったときに用いられる薬が血栓溶解薬（ようかいやく）です。

フィブリンは血液中のプラスミンによってとかされます。プラスミンはプラスミノーゲンからつくられますので、プラスミノーゲンの働きを活発にするウロキナーゼ、アルテプラーゼやモンテプラーゼなどのヒトの組織プラスミノーゲン活性化因子（tPA）などは、有効な血

＊シクロオキシゲナーゼ（COX）　COX１とCOX２とがあり、COX１は胃粘膜に多く、COX２は炎症と関連して発現がふえます。

図1-3　血液を固まらせなくする

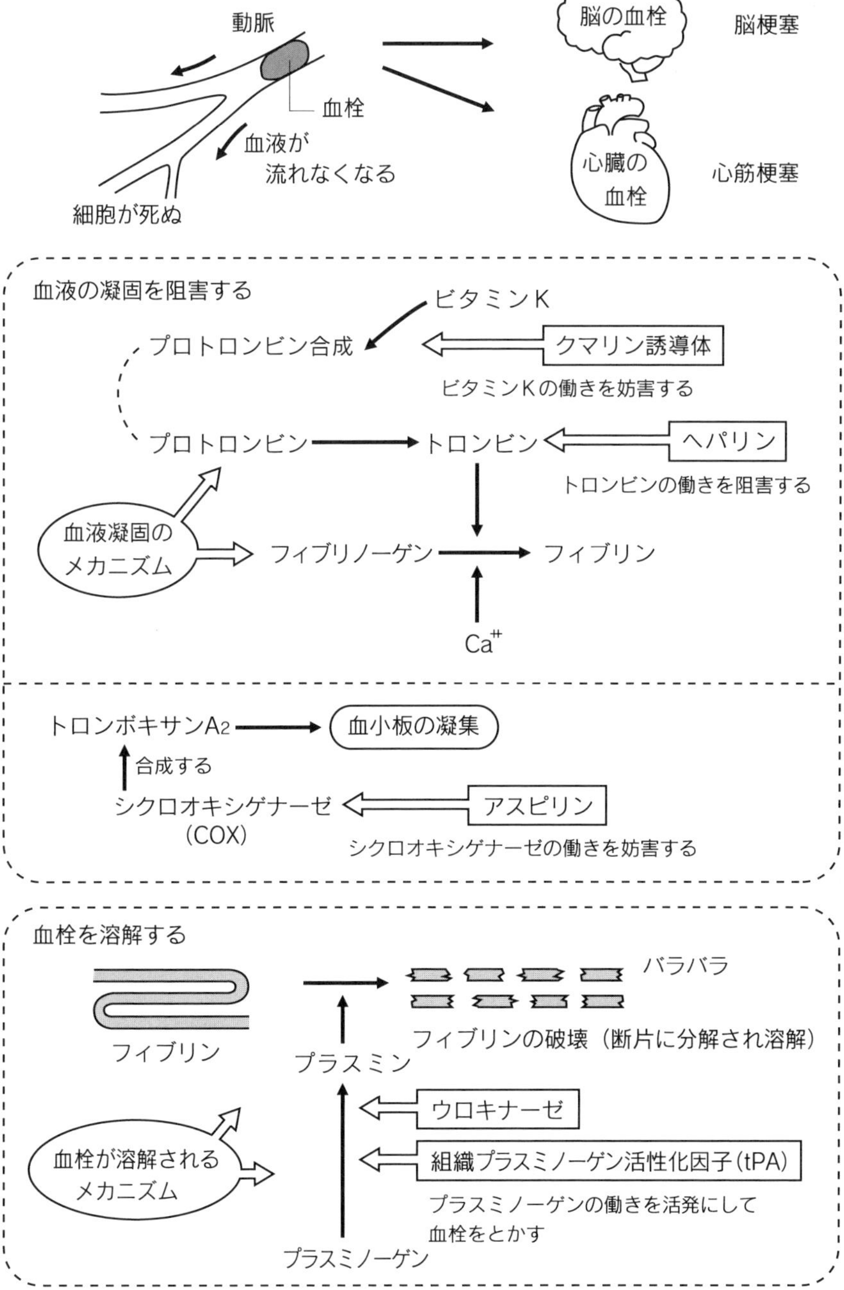
動脈
血栓
血液が
流れなくなる
細胞が死ぬ
脳の血栓
脳梗塞
心臓の
血栓
心筋梗塞
血液の凝固を阻害する
ビタミンK
プロトロンビン合成
クマリン誘導体
ビタミンKの働きを妨害する
プロトロンビン
トロンビン
ヘパリン
トロンビンの働きを阻害する
血液凝固の
メカニズム
フィブリノーゲン
フィブリン
Ca⁺⁺
トロンボキサンA2
血小板の凝集
合成する
シクロオキシゲナーゼ
（COX）
アスピリン
シクロオキシゲナーゼの働きを妨害する
血栓を溶解する
バラバラ
フィブリン
フィブリンの破壊（断片に分解され溶解）
プラスミン
ウロキナーゼ
組織プラスミノーゲン活性化因子（tPA）
血栓が溶解される
メカニズム
プラスミノーゲンの働きを活発にして
血栓をとかす
プラスミノーゲン

栓溶解薬となります（前ページ図１－３）。

これらの薬は心筋梗塞や脳梗塞などの場合に全身投与で用いられるほか、心筋梗塞の場合には、直接冠状動脈内に注入して、つまっていた血栓をとかすために用いられます。

●よく使われる薬

■貧血治療薬――p.184

一般名	商品名
【鉄剤】	
〔経口〕	
クエン酸第一鉄ナトリウム	フェロミア
フマル酸第一鉄	フェルム
硫酸鉄水和物	フェロ・グラデュメット
〔注射〕	
含糖酸化鉄	フェジン
【ビタミンB_{12}】	
コバマミド	コバマイド
シアノコバラミン	ビタミンB_{12}注“Z”
ヒドロキソコバラミン酢酸塩	フレスミンS
メコバラミン	メチコバール
【葉酸】	
葉酸	フォリアミン
【エリスロポエチン】	
エポエチンアルファ	エスポー
エポエチンベータ	エポジン

【副腎皮質ホルモン】→p.174参照

■止血薬――p.185

一般名	商品名
【血液凝固促進薬】	
トロンビン	トロンビン
【血管強化薬】	
カルバゾクロムスルホン酸ナトリウム水和物	アドナ
【ビタミンK】	
フィトナジオン	カチーフN
【血管収縮薬】	
エピネフリン（アドレナリン）	ボスミン
【抗プラスミン薬】	
トラネキサム酸	トランサミン
【ゼラチン】	
ゼラチン	スポンゼル／ゼルフォーム
【輸血】	

■血液凝固阻止薬――p.187

一般名	商品名
【抗トロンビン薬】	
ヘパリンナトリウム	ヘパリン
【クマリン誘導体】	
ワルファリンカリウム	ワーファリン
【血小板凝集阻止薬】	
アスピリン	アスピリン
アスピリン・ダイアルミネート配合	バファリン

■血栓溶解薬――p.188

一般名	商品名
【ウロキナーゼ】	
ウロキナーゼ	ウロキナーゼ
【組織プラスミノーゲンアクチベイター：t-PA】	
アルテプラーゼ	アクチバシン／グルトパ
モンテプラーゼ	クリアクター
パミテプラーゼ	ソリナーゼ

2　痛風を治す

●痛風治療薬

痛風とは

痛風というのは、関節、特に足指の関節などが、腫れて赤くなり、ものすごい痛みにおそわれる病気です。風が吹いただけでも痛いので痛風といわれるという説があるほどの痛みです。

痛風は、血中の尿酸値*が高い高尿酸血症の人にみられます。血中に尿酸が多いために、組織に尿酸塩の結晶がたまります。それを白血球が食べ、その結果いろいろな炎症性物質ができて、それが組織の炎症をおこすため、激痛をきたします。これが痛風発作です。

したがって、痛風の治療としては、発作そのものの治療と、その原因となった高尿酸血症の治療とが行われることになります。

発作の治療

発作の治療には、コルヒチンが昔から用いられてきました。

コルヒチンは細胞の分裂をおさえる作用をもっていますが、痛風の発作のときに、白血球を動けなくして、白血球が組織に集まるのを防ぐとともに、白血球が尿酸塩を食べたりするのを邪魔して、発作をおさえます。そのため痛風発作がおきそうなとき（予兆時）に服用する予防薬として有効とされています。

コルヒチンでは、下痢や嘔吐そのほかの副作用が強くみられることがあります。最近では発作の痛みの治療には非ステロイド系抗炎症薬がよく使用されています。

痛風の患者さんでは、たとえ痛風発作がおさまったとしても、高尿酸血症の治療をしないと、またひどい発作をおこしますし、尿酸がいろいろな臓器に沈着して、そこに障害をおこします。特に腎臓の障害

＊尿酸値　血清中の尿酸濃度の測定値。正常値は男性３～７mg/dℓ、女性2.5～５mg/dℓです。

図2-1　高尿酸血症を治す

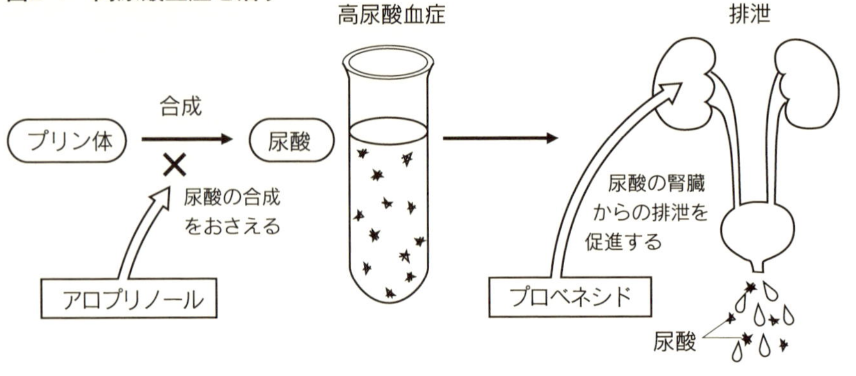

はよく知られています。

高尿酸血症の治療

高尿酸血症の治療には、肉などのプリン体をふくむ食べ物や飲酒をさけるなどの食事療法や、肥満をなくすなどの生活療法が必要ですが、薬としては、作用機序のちがう２種類の薬が用いられます（図２－１）。

ひとつは尿酸合成阻害薬で、アロプリノールがあります。この薬は尿酸の合成をおさえますので、新たにつくられる尿酸が減少して、血中尿酸値が低下します。

もうひとつは、尿酸の排泄をうながす尿酸排泄促進薬で、プロベネシドやベンズブロマロンなどがあります。これらの薬物は、腎臓の尿細管に作用して、尿細管から尿酸が再吸収されるのをおさえることで尿酸の排泄を促進し、血液中の尿酸値を減少させます。

まとめてみれば、高尿酸血症の治療薬は、尿酸をつくらせなくするか、できすぎた尿酸の排泄を促進するかということになります。

●よく使われる薬

■痛風治療薬——p.191

一般名	商品名
【痛風発作治療薬】	
コルヒチン	コルヒチン
【尿酸生成抑制薬】	
アロプリノール	ザイロリック
フェブキソスタット	フェブリク
トピロキソスタット	トピロリック／ウリアデック
【尿酸排泄促進薬】	
プロベネシド	ベネシッド
ベンズブロマロン	ユリノーム
ブコローム	パラミヂン

4章

抗炎症薬と化学療法薬

1. 炎症をおさえる
2. 病原微生物をやっつける
3. 癌を治療する

1　炎症をおさえる

●非ステロイド系抗炎症薬
●副腎皮質ホルモン　●消炎酵素

1　炎症とは

炎症の５つの特徴

炎症(えんしょう)というのは古くから知られている現象で、生体組織が有害な刺激に対して行う防衛反応と考えられています。

医師Clesusが指摘したように、炎症をおこした場所は①赤くなり、②痛くなり、③腫(は)れてきて、④熱をもつようになり、⑤そのためその場所の働きが悪くなるという５つの特徴を示します（図１－１）。

順番を追って炎症の過程をみてみましょう。

第Ⅰ期反応

まず、外傷や火傷(かしょう)（やけど）などの物理的刺激、細菌感染(さいきんかんせん)、アレルギー反応などの刺激により、ブラジキニンやヒスタミンなどのケミカルメディエイターが組織に出てきて、神経を刺激するので痛みを感じます。

またケミカルメディエイターは血管を拡張させ、そのためその部位が赤くなり、血管の透過性(とうかせい)を高めますので血液中の液体成分（血漿）が血管から組織に出てきてそこが腫れてきます。そのさいプロスタグランジンは、他のメディエイターの作用を強め、炎症に大きく関わっていると考えられています。

この時期が炎症の第Ⅰ期反応といわれます。

第Ⅱ期反応

第Ⅰ期反応がもっとつづくと、血液のなかの液体だけでなく、白血(はっけつ)

図1-1 炎症の5つの特徴

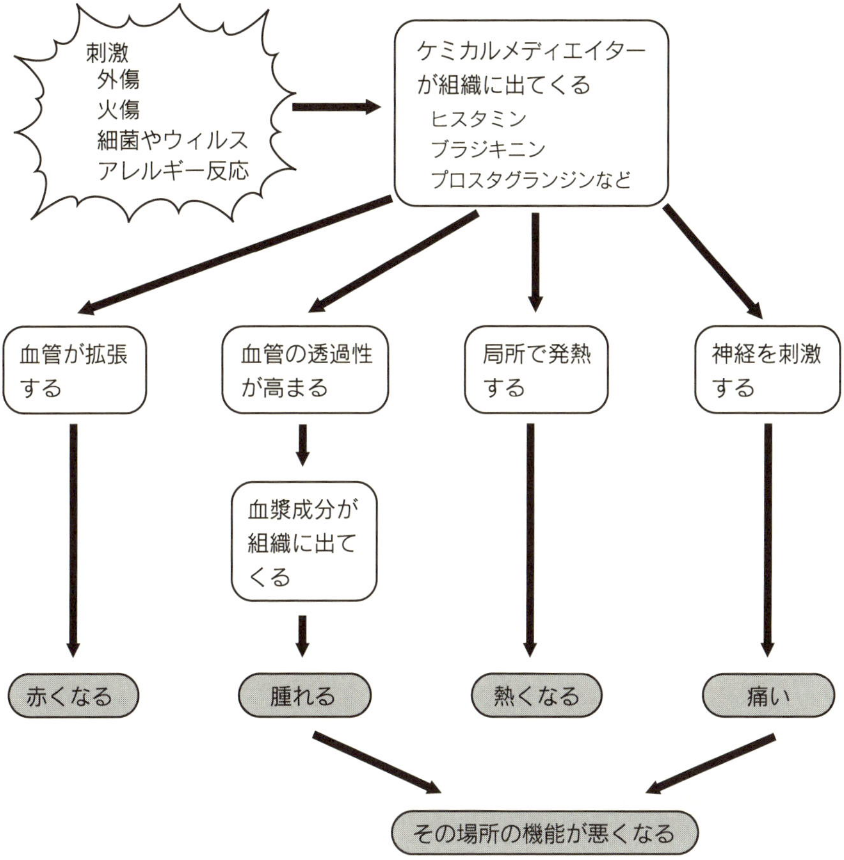
刺激
外傷
火傷
細菌やウィルス
アレルギー反応
ケミカルメディエイターが組織に出てくる
ヒスタミン
ブラジキニン
プロスタグランジンなど
血管が拡張する
血管の透過性が高まる
局所で発熱する
神経を刺激する
血漿成分が組織に出てくる
赤くなる
腫れる
熱くなる
痛い
その場所の機能が悪くなる

球などの血管から出てくるようになり、出てきた白血球が細菌や異物を食べるとともに、小さい動脈に血栓ができて血液の流れが悪くなるなどの状態が生じ、最後にはそこの組織が死んでしまう壊死がおこります。まさに組織は戦争の状態です。この白血球を遊離させるのにロイコトリエンなどの物質がたいせつです。

この時期が炎症の第II期反応です。

第Ⅲ期反応

しかし、やがて戦争からの立ちなおりとして、壊死した部位に新たな組織をつくる細胞が出てきて組織を再生し、血管も新しくできてきて、肉芽(にくげ)が形成され、炎症が治ってくることになります。

この時期が炎症の第III期反応です。

したがって、これらのどのステップで炎症をおさえるかによって、使用される薬がちがってきます。

2　炎症をおさえる

まず炎症の原因となった細菌などには、これらをやっつける抗生物質(こうせいぶっしつ)などが用いられます（図１－２）。

非ステロイド系抗炎症薬（nonsteroidal anti-inflammatory drugを略してNSAIDともいわれます）は、プロスタグランジンの合成を阻害します。プロスタグランジンは、ケミカルメディエイターの作用を強める働きをしています。

プロスタグランジンがあまりつくられなくなると、プロスタグランジンが強めていた分だけケミカルメディエイターの作用が弱くなり、そのため炎症の第Ｉ期反応である痛みや腫れがおさえられるとともに、その後の反応もおさえられます。

これが多くの非ステロイド系抗炎症薬の作用機序(さようきじょ)です。

炎症の第II期反応の白血球が組織に出てくるような現象は、生体が防御されるという意味からたいせつなことで、必ずしもおさえないほうがよいとも考えられます。

第III期反応の肉芽形成も、ある意味であまりおさえないほうがよいステップかもしれません。副腎皮質(ふくじんひしつ)ホルモンはこの時期の肉芽形成をおさえますが、炎症のあり方によっては治療に使われます。

そのほかに消炎酵素(しょうえんこうそ)というタンパク質を分解する酵素も使用されますが、これは炎症でできてきたいろいろな物質を分解して、血管に

図1-2　炎症をおさえる

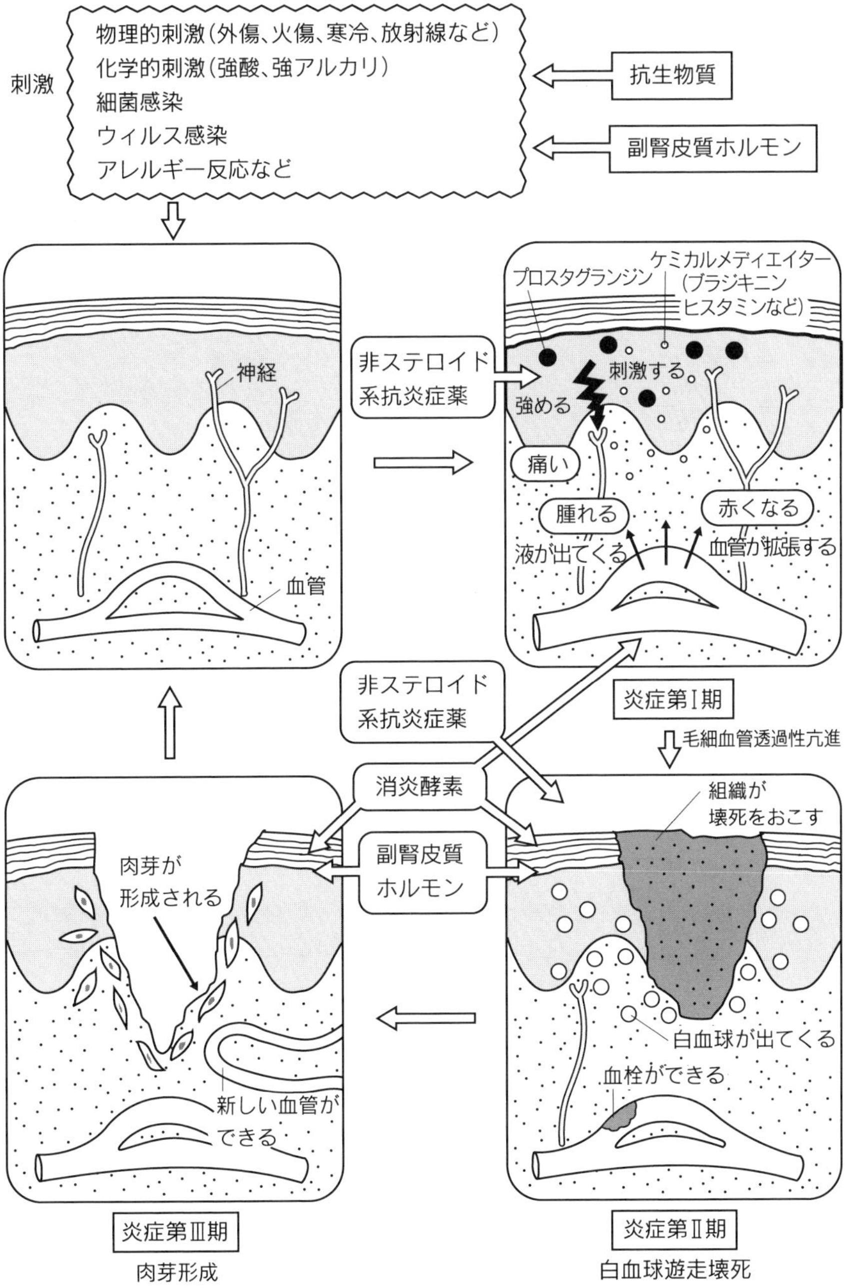
刺激
物理的刺激（外傷、火傷、寒冷、放射線など）
化学的刺激（強酸、強アルカリ）
細菌感染
ウィルス感染
アレルギー反応など
抗生物質
副腎皮質ホルモン
神経
血管
非ステロイド
系抗炎症薬
プロスタグランジン
ケミカルメディエイター
（ブラジキニン
ヒスタミンなど）
刺激する
強める
痛い
腫れる
赤くなる
液が出てくる
血管が拡張する
炎症第Ⅰ期
毛細血管透過性亢進
非ステロイド
系抗炎症薬
消炎酵素
副腎皮質
ホルモン
組織が
壊死をおこす
白血球が出てくる
血栓ができる
炎症第Ⅱ期
白血球遊走壊死
肉芽が
形成される
新しい血管が
できる
炎症第Ⅲ期
肉芽形成

ふたたび取りこんで腫れを改善すると考えられます。

●よく使われる薬

■非ステロイド系抗炎症薬——p.198

一般名	商品名
アスピリン	アスピリン
アスピリン・ダイアルミネート配合	バファリン
イブプロフェン	ブルフェン
インドメタシン	インダシン
エトドラク	ハイペン
サリチル酸ナトリウム	サルソニン
サリチル酸ナトリウム・コンドロイチン硫酸エステルナトリウム配合	カシワドール
ジクロフェナクナトリウム	ボルタレン
スリンダク	クリノリル
チアラミド塩酸塩	ソランタール
ナプロキセン	ナイキサン
フルフェナム酸アルミニウム	オパイリン
メフェナム酸	ポンタール
ロキソプロフェンナトリウム水和物	ロキソニン
【経皮用剤】	
インドメタシン	イドメシン
ケトプロフェン	メナミン／モーラス
ジクロフェナクナトリウム	ボルタレン
ピロキシカム	フェルデン
ロキソプロフェンナトリウム水和物	ロキソニン

■副腎皮質ホルモン　→p.174参照

■消炎酵素——p.198

一般名	商品名
セラペプターゼ	ダーゼン
ブロメライン	キモタブ
リゾチーム塩酸塩	ノイチーム

■抗リウマチ薬

一般名	商品名
【免疫調節薬】	
金チオリンゴ酸ナトリウム	シオゾール
ブシラミン	リマチル
ペニシラミン	メタルカプ ーゼ
【免疫抑制薬】	
タクロリムス水和物	プログラフ
ミゾリビン	ブレディニン
メトトレキサート	リウマトレッ クス
【生物学的製剤】	
インフリキシマブ	レミケード
エタネルセプト	エンブレル

2 病原微生物をやっつける

●抗細菌薬　●結核治療薬
●ハンセン病治療薬　●抗真菌薬　●抗ウィルス薬

1　感染症を治す

化学療法薬

私たちの体に病原(性)微生物が侵入してきて、それが増殖し、そのためいろいろな症状が出現するのが感染症です。

感染症の治療の根本は、その病気をおこすことになった病原性の微生物をやっつけることです。そのために用いられる薬が、化学療法薬です。しかし最近は、抗腫瘍薬もふくめて、化学療法薬といわれています。

対症療法

そのほかに、感染症では、対症療法としておこってきた症状をやわらげるための薬も使われます。

たとえば、かぜにかかったときのことを考えてみましょう。かぜそのものの原因となるのは、多くの場合ウィルスですから、かぜを治すのにもっともよいのは、このウィルスを殺してしまう薬を使うことです。しかし、残念ながら、かぜのウィルスをうまく殺してくれて、しかも副作用がほとんどないという薬は今はありませんので、もっぱらかぜでおこってきた症状をやわらげる薬が使われています。

つまり、熱が出れば解熱薬が、咳が出れば鎮咳薬が、鼻水が出れば抗ヒスタミン薬がといったぐあいです。このように病気の原因そのものに対して治療するのではなく、出てきた症状に対してする治療法を対症療法といいます。

では、かぜの場合、感染したウィルスはどうなるかといいますと、私たちの白血球やリンパ球が殺します。

しかし、一般的に感染症の治療でもっとも有効なのは、化学療法薬を使って病原微生物をやっつけることなので、ここでは化学療法薬についてのべます。

2　病原微生物をやっつける化学療法薬

殺菌的作用と静菌的作用

病原微生物をやっつけるというとき、それらを殺してしまうような働きを殺菌的作用といい、病原微生物を殺しはしないけれど、それがふえるのをおさえる働きを静菌的作用といいます（図２－１）。薬によってどちらの作用を示すかが異なっています。

また、多くの種類の細菌に対して効果がみられる守備範囲の広い薬を、広域スペクトルの薬といい、効く細菌の種類が少ない守備範囲がせまい薬を、狭域スペクトルの薬といいます。

感染症の治療で理想的な薬は、病原微生物は完全に殺すけれども、私たちの体には無害である薬です。

そのため利用されるのが、病原微生物と私たちの体の細胞とのちがいです。つまり病原微生物はもっているけれど、私たちの体の細胞はもっていないという特徴に対して作用する薬を使い、そこをやっつけて病原微生物を殺すのが有利になります。

あるいは、病原微生物にも私たちの細胞にも作用するけれど、病原微生物のほうがはるかに大きい害をこうむるような薬が用いられます。

この場合には、私たちの細胞にも影響しますので、上にのべた作用機序の薬よりも副作用が強く出ることがあります。

図2-1 化学療法薬

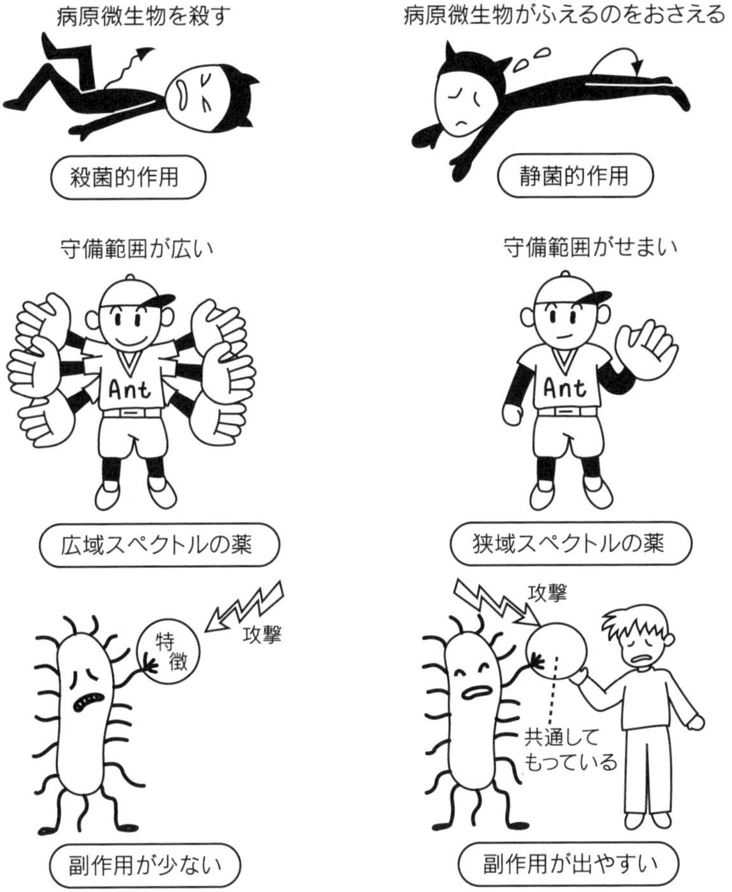

3　抗細菌薬のメカニズム

細胞壁をつくらせない

細菌は、私たちの体の細胞とちがって、細胞膜の外側に、もうひとつ細胞壁（さいぼうへき）という硬い頑丈（がんじょう）な壁をもっており、それでまもられています。つまり、お城がいくつかの堀でまもられているように、細胞膜と細胞壁とで二重にまもられていることになります。

細胞壁は硬い殻で、これがないと、細胞が破裂してしまいます。しかし、それが大きな欠点になります。

細胞壁合成阻害薬は、この細胞壁をつくる酵素の働きを妨害して、細胞壁をつくらせなくします。そのため防御する細胞壁が破れた細菌は死んでしまいます（図２－２）。

このような作用機序で細菌を殺す抗生物質には、ベンジルペニシリン（ペニシリンG）やアンピシリンなどのペニシリン系抗生物質やセファレキシンをはじめとした多くのセフェム（セファロスポリン）系抗生物質のような、その構造にβ-ラクタム環をもつ抗生物質や、バシトラシンやバンコマイシンなどがあります。

この作用機序のすぐれているところは、私たちの体の細胞には細胞壁がないので、細菌には毒になりますが、私たちには安全だということです。

細胞膜の働きを妨害する

細胞膜機能阻害薬は、細菌などの細胞膜にくっついて、膜の構造を変化させてしまう薬です。その結果、細胞膜を物質が通過する程度が大きく変化したり、細胞膜が傷ついたりして、細胞の働きが妨害されてしまいます。

ポリミキシンBやコリスチンなどのペプチド系抗生物質や、アムホテリシンBやナイスタチンなどのポリエン系抗生物質が、このグループにふくまれます。

この種類の薬では、私たちの体の細胞も細胞膜をもっていますので、特に毒性が少ないというわけにはいきません。

核酸の働きをさまたげる

細胞が遺伝の情報をうまく伝えて生きのびていくためには、デオキシリボ核酸（DNA）やリボ核酸*（RNA）などの核酸が、重要な働きを担っています。

＊リボ核酸　DNAとともに生物の遺伝情報を蓄えた核酸の一種です。

図2-2　化学療法薬のメカニズム

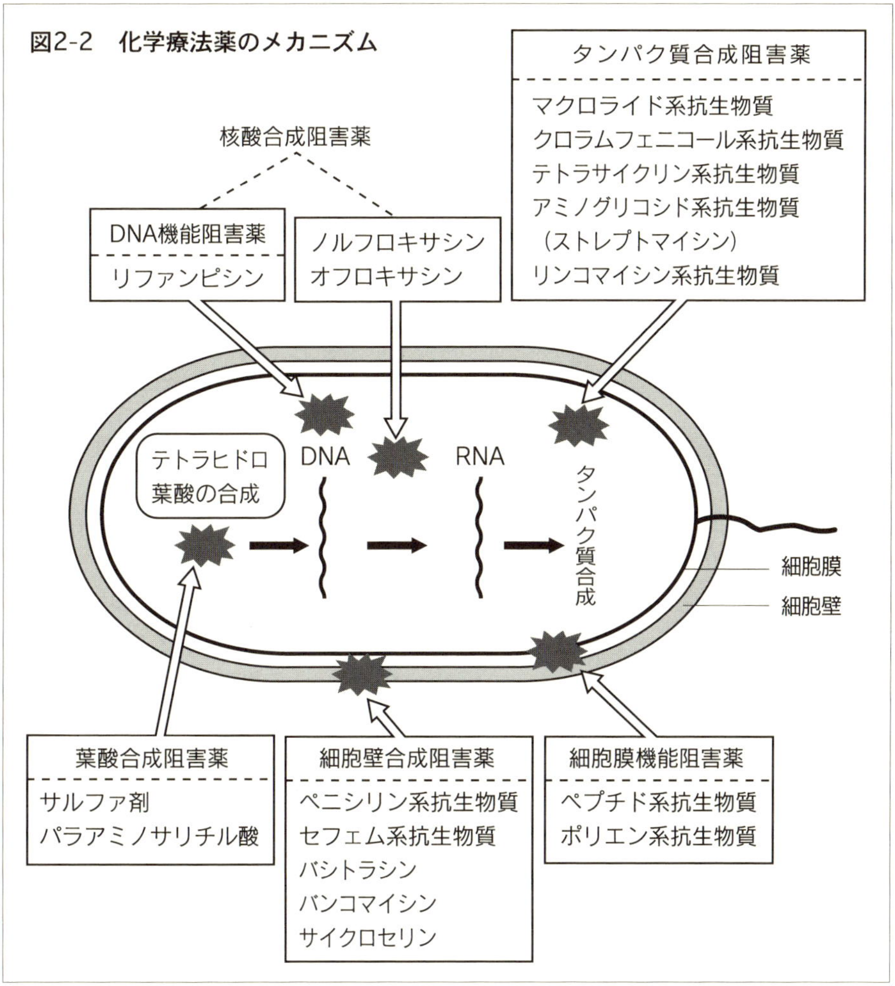

　その核酸がつくられる過程を妨害して、遺伝情報をうまく引きだせないようにするのが、核酸合成阻害薬です。

　その機序にはいろいろありますが、核酸をつくる鋳型としてたいせつなDNAの働きや、DNAが複製されるのを妨害して作用するのがDNA機能阻害薬です。

　また、DNAから遺伝情報をmRNAへと読みとるDNAジャイレース（ギラーゼ）の働きを妨害して作用する薬もあります。

オフロキサシン、ノルフロキサシン、レボフロキサシンなどのニューキノロン系化合物、尿路感染症によく用いられるナリジクス酸、トリコモナス膣炎（ちつえん）などに使用されるメトロニダゾール、結核の治療に用いられるリファンピシンなどがこのグループに入ります。

タンパク質の合成を妨害

あるタンパク質をつくるためには、そのタンパク質がどんなつくりになっているかの遺伝情報をmRNAから読みとる必要があります。細胞は、その情報に基づいてタンパク質をつくっていきますが、いわばその工場ともいうべき場所が細胞のなかのリボゾーム*（リボソーム）という場所です。

リボゾームやタンパク質やRNAなどは、細菌のものと私たちの細胞のものとでは少しちがっています。それを利用して、細菌のリボゾームに特にくっついて、タンパク質をつくるのを妨害し、細菌をやっつけるのがタンパク質合成阻害薬です。

これらの薬も、私たちの体の細胞と細菌などとの少し異なったところを利用して作用しますので、毒性が少なくなります。

エリスロマイシン、クラリスロマイシンなどのマクロライド系、クロラムフェニコール系、テトラサイクリン系、ストレプトマイシンやカナマイシンやゲンタマイシンなどのアミノグリコシド系、リンコマイシンやクリンダマイシンなどのリンコマイシン系の抗生物質がこの種類の薬です。

葉酸の合成を妨害

核酸やアミノ酸などをつくっていくうえで、補酵素（ほこうそ）として絶対に必要とされる葉酸（ようさん）をつくらせなくするのが、葉酸合成阻害薬です。そのため、細菌や細胞は核酸などをつくれず、増殖できなくなってしまいます。

サルファ剤や結核の治療薬であるパラアミノサリチル酸（PAS）などがこのような作用機序で作用します。

＊リボゾーム　リボゾームRNAとリボゾームタンパク質との複合体タンパク質合成に中心的役割をはたします。

以上が感染症に用いられる薬のおもな作用機序ですが、以下いくつかの疾患の治療薬についてのべます。

4　結核とハンセン病の治療薬

結核の治療薬

マイコバクテリアによっておこる疾患の代表的なものが、結核とハンセン病*です。いずれもサルファ剤やペニシリンが効かず、特有の治療薬が用いられます。

結核には、イソニアジド、リファンピシン、エタンブトール、ストレプトマイシン、パラアミノサリチル酸（PAS）、サイクロセリンなどが使用されます。

エタンブトールは核酸合成経路の阻害薬として、リファンピシンはDNA機能阻害薬として、ストレプトマイシンはタンパク質合成阻害薬として、パラアミノサリチル酸は葉酸合成阻害薬として、サイクロセリンは細胞壁合成阻害薬として作用していると考えられています。

ハンセン病治療薬

ハンセン病治療薬として使用されているグルコスルホンナトリウム（プロトミン）は、葉酸合成阻害薬として、クロファジミンはDNA複製阻害薬として作用していると考えられています。

5　真菌感染症の治療

真菌感染症とは

真菌（しんきん）は細菌にくらべて細胞が大きく、細胞分化が高度で化学組成も複雑です。その種類はきわめて多くあります。

真菌には、いろいろなかびがふくまれますが、身近なものとしては、みずむしやしらくもなどの原因となる白癬菌（はくせんきん）、皮膚カンジダ症をおこすカンジダなどがあります。これらは皮膚表面の病気ですが、そ

＊ハンセン病　ライ菌による慢性伝染病。菌が皮膚の傷から入り皮膚と末梢神経をおかしますが、感染力は弱い菌です。

のほかに内臓に障害をおこす深在性真菌症である放線菌症[*1]やクリプトコッカス症[*2]（クリプトコックス症）なども大いに問題になります。表面の病気か、内臓そのほかの病気かなどを考慮すると同時に、それぞれの真菌にあった抗真菌薬を選ぶことがたいせつです。

抗真菌薬の作用機序

ミコナゾール、ケトコナゾールなどのイミダゾール系薬物は、真菌が細胞膜をつくるのを妨害して作用する細胞膜合成阻害薬です。アムホテリシンBやナイスタチンなどのポリエン系抗生物質は、真菌の細胞膜にくっついて細胞膜の働きを障害して、真菌をやっつけます。いずれも全身真菌症の治療に用いられます。フルシトシンはDNAやRNAをつくるのを妨害し、みずむしに代表される白癬菌の治療に用いられるグリセオフルビンは、菌が細胞分裂するのを妨害して作用します。

6　ウィルス感染症の治療

有効なウィルス治療薬

以前はウィルス性疾患の治療は適切な薬物がなく厳しい状況にありましたが最近は有効な治療薬が開発されてきました。

おもなウィルス治療薬としては、C型肝炎ウィルスおよびB型肝炎ウィルスに対するインターフェロンアルファやインターフェロンベータなどのインターフェロン製剤、単純疱疹や帯状疱疹などの原因になるヘルペスウィルスに対するアシクロビルやビダラビン、エイズでよく知られるHIVウィルス（ヒト免疫不全ウィルス）感染に対するジドブジン（アジドチミジン）やガンシクロビル、ジダノシンなどのほか多くの薬が用いられています。またインフルエンザには、オセルタミビルやザナミビルやアマンタジンなどが使用されています。

＊1放線菌症　ヒトの口腔内に常在する放線菌（細菌と真菌の中間）による感染症です。
＊2クリプトコッカス症　クリプトコッカスによっておこる全身の感染症。脳、髄膜をおかします。

●よく使われる薬

■抗細菌薬 p.204

一般名	商品名
【ペニシリン系】	
アモキシシリン水和物	サワシリン
アンピシリン水和物	ビクシリン
スルタミシリントシル酸塩水和物	ユナシン
ピペラシリンナトリウム	ペントシリン
ベンジルペニシリンカリウム	ペニシリンGカリウム
ベンジルペニシリンベンザチン水和物	バイシリンG
【セフェム系】	
セファクロル	ケフラール
セファレキシン	ケフレックス
セフォチアム塩酸塩	パンスポリン
セフォペラゾンナトリウム	セフォビッド
セフジトレンピボキシル	メイアクトMS
セフタジジム水和物	モダシン
セフトリアキソンナトリウム水和物	ロセフィン
セフポドキシムプロキセチル	バナン
セフメタゾールナトリウム	セフメタゾン
【アミノグリコシド系】	
アミカシン硫酸塩	硫酸アミカシン
カナマイシン硫酸塩	カナマイシン
ゲンタマイシン硫酸塩	ゲンタシン
ストレプトマイシン硫酸塩	硫酸ストレプトマイシン
【マクロライド系】	
エリスロマイシン	エリスロシン
クラリスロマイシン	クラリス
ジョサマイシン	ジョサマイシン
【リンコマイシン系】	
クリンダマイシン	ダラシン
リンコマイシン塩酸塩水和物	リンコシン
【テトラサイクリン系】	
オキシテトラサイクリン塩酸塩	テラマイシン
テトラサイクリン塩酸塩	アクロマイシン
【クロラムフェニコール系】	
クロラムフェニコール	クロロマイセチン
【ホスホマイシン】	
ホスホマイシンカルシウム水和物	ホスミシン
【グリコペプチド系】	
バンコマイシン塩酸塩	塩酸バンコマイシン
【ポリペプチド系】	
ポリミキシンB硫酸塩	硫酸ポリミキシンB
コリスチンメタンスルホン酸ナトリウム	コリマイシンS
【キノロン系】	
ナリジクス酸	ウイントマイロン
【ニューキノロン系】	
エノキサシン水和物	フルマーク
オフロキサシン	タリビッド
ノルフロキサシン	バクシダール
レボフロキサシン水和物	クラビット
【サルファ剤】	
スルファジメトキシン	アプシード
スルファモノメトキシン水和物	ダイメトン

■抗トリコモナス薬 p.206

一般名	商品名
メトロニダゾール	フラジール

■結核治療薬——p.207

一般名	商品名
イソニアジド	イスコチン
イソニアジドメタンスルホン酸ナトリウム	ネオイスコチン
エタンブトール塩酸塩	エサンブトール
サイクロセリン	サイクロセリン
パラアミノサリチル酸カルシウム	ニッパスカルシウム
リファンピシン	リファジン

■ハンセン病治療薬——p.207

一般名	商品名
ジアフェニルスルホン	レクチゾール
フロファジミン	ランプレン

■抗ウィルス薬——p.208

一般名	商品名
【抗ヘルペスウィルス薬】	
アシクロビル	ゾビラックス
イドクスウリジン	ＩＤＵ
バラシクロビル塩酸塩	バルトレックス
ビダラビン	アラセナ-A
【抗サイトメガロウィルス薬】	
ガンシクロビル	デノシン
【抗インフルエンザ薬】	
オセルタミビルリン酸塩	タミフル
ザナミビル水和物	リレンザ
ペラミビル水和物	ラピアクタ
ラニナミビルオクタン酸エステル水和物	イナビル
【抗ＨＩＶ薬】	
サキナビルメシル酸塩	インビラーゼ
ジダノシン	ヴァイデックス
ジドブジン	レトロビル
ネビラピン	ビラミューン
ラミブジン	エピビル
【抗肝炎ウィルス薬】	
インターフェロンアルファ	スミフェロン
インターフェロンアルファ-2b	イントロンA
インターフェロンベータ	フエロン
ラミブジン	ゼフィックス
リバビリン	レベトール
テラプレビル	テラビック
シメプレビルナトリウム	ソブリアード
アスナプレビル	スンベプラ
バニプレビル	バニヘップ
ダクラタスビル塩酸塩	ダクルインザ
ソホスブビル	ソバルディ
アデホビル　ピボキシル	ヘプセラ
エンテカビル水和物	バラクルード
テノホビル　ジソプロキシルフマル酸塩	テノゼット

■抗真菌薬——p.208

一般名	商品名
【表在性抗真菌薬】	
イソコナゾール硝酸塩	アデスタン
エコナゾール硝酸塩	パラベール
グリセオフルビン	ポンシルＦＰ
ナイスタチン	ナイスタチン
ビホナゾール	マイコスポール
ケトコナゾール	ニゾラール
【深在性・表在性抗真菌薬】	
イトラコナゾール	イトリゾール
ミコナゾール	フロリード
【深在性抗真菌薬】	
アムホテリシンＢ	ファンギゾン
フルシトシン	アンコチル

3　癌を治療する

●微小管阻害薬　●アルキル化薬ほか　●代謝拮抗薬
●抗生物質　●免疫系に作用する抗腫瘍薬　●ホルモン　●分子標的治療薬

1　癌はどんな病気か

悪性腫瘍細胞の特徴

癌（悪性腫瘍）は、今や死因のトップを占める病気です。もちろん癌といっても、種類もいろいろありますし、できる臓器もさまざまで、それによって治療法も異なってきます。現在のところ、本質的には早くみつけて、手術で取ってしまうのがベストです。最近は早期発見率も高くなり、手術で切除する範囲も昔とくらべるとせまくなり、術後の機能を考慮した手術や内視鏡下での手術が行われるなど、癌の治療法もずいぶん変わってきました。

うまく手術できないときや、手術の前や後に使われるのが癌の治療薬で、抗癌薬とか抗悪性腫瘍薬とか抗腫瘍薬といわれます。最近はよい抗腫瘍薬が開発され、これらの薬だけによる治療でも、癌の治療成績が上がってきました。

悪性腫瘍の細胞は、もともと私たち自身の細胞から発生したものですが、いわばできそこないの細胞ともいえます。

正常な細胞は、きちんとした体の設計図ともいうべき一定のルールのもとに、ふえていき、働いていきます。

これに対して、悪性腫瘍の細胞は、このようなルールをまもらず、勝手にふえていき、それもふつうの細胞よりはるかに速いスピードでふえていきます。そして大きな組織となり、健康な組織にもどんどん侵入していき、健康な組織を障害します。それだけでなく、その部位

図3-1　正常な細胞と悪性腫瘍細胞

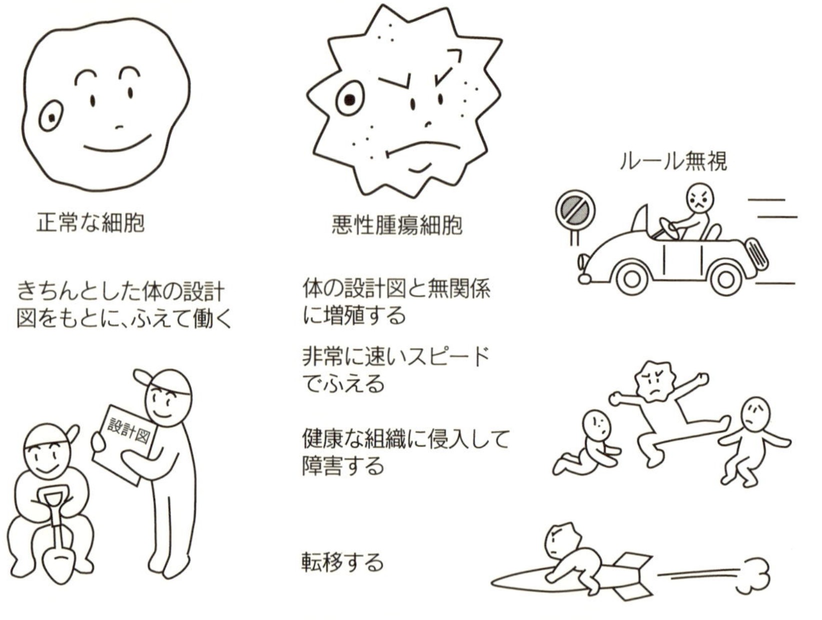
正常な細胞
悪性腫瘍細胞
ルール無視
きちんとした体の設計
図をもとに、ふえて働く
設計図
体の設計図と無関係
に増殖する
非常に速いスピード
でふえる
健康な組織に侵入して
障害する
転移する

だけにとどまっていなくて、流れ出た悪性腫瘍細胞は、ほかの臓器にいき、そこでさらに勝手に、しかも速いスピードでふえていきます。これが転移（てんい）です（図３－１）。

2　抗悪性腫瘍薬のねらい

病原微生物に対して使用される化学療法薬は、ヒトの体の細胞にはないけれど、病原微生物がもっているような特色を攻撃する薬であるとのべました。

同じ考え方で、悪性腫瘍細胞に対するよい薬を見つけだすことが考えられますが、それがうまくいきません。というのは、悪性腫瘍の細胞は、もともとは私たちの体の細胞から出たものであり、いわば身内みたいなものですから、病原微生物のように私たちの体の細胞と大きくちがったところがみつからないからです。

ただひとつの大きな特色は、悪性腫瘍細胞は、健康な細胞にくらべると、はるかに速くふえる、つまり細胞分裂が活発で、無秩序に増殖するということです。そのため、この特色を利用して、細胞分裂を妨害するような作用をもった薬が、悪性腫瘍の治療に用いられます(215ページ図3－2)。

このような作用をもった薬を投与すると、きわめて速く細胞分裂を繰りかえす悪性腫瘍細胞は、細胞分裂が妨害されて死にますが、はるかにゆっくり分裂する健康な細胞は比較的安全というわけです。

これが今までの抗悪性腫瘍薬についての基本的な考え方でしたが、最近では後述するように癌の異常な分子をねらいうちにする分子標的療法が大きな効果をあげるようになってきました。

3　抗悪性腫瘍薬の効くメカニズム

細胞の増殖のサイクル

正常細胞と同じように、悪性腫瘍細胞も成長していくサイクルがあります(図3－2)。

DNAがさかんにつくられる時期、有糸分裂がさかんな時期、分裂増殖しないで休んでいる時期などを繰りかえして、細胞が増殖していきます。その増殖を、いろいろな時期で妨害するのが抗悪性腫瘍薬ですが、どの時期に効くかは薬の種類によって異なります。

そのため、ある薬は細胞増殖のひとつの時期にはよく効くけれど、他の時期には効果がきわめて悪いといったこともおこります。

おもな作用メカニズムをみてみましょう。

細胞分裂をおさえる

細胞分裂は1個の細胞の染色体が2倍になり、その染色体が分裂紡錘糸という糸でそれぞれ反対のほうにひっぱられていき、その後細胞のまんなかがくびれ、やがてそこが切れて2個の細胞となります。

これが有糸分裂ですが、この分裂をするために必要な紡錘糸をつくらせなくする薬が微小管阻害薬です。これらの薬として、植物のニチニチソウに由来するビンカアルカロイドといわれるビンクリスチンやビンブラスチン、タキサンとよばれるパクリタキセルやドセタキセルなどがあります。

DNAを障害する

DNA*は、私たちの体の細胞の核のなかで遺伝情報を保存しているたいせつな部分です。細胞がふえていくためには、このDNAの遺伝情報を読みとっていく必要があります。

シクロホスファミドやチオテパなどのマスタード薬やニムスチンなどのニトロソウレアやナイトロジェンマスタード類などは、アルキル化薬といわれ、悪性腫瘍のDNAにしっかりとくっつき、正しい遺伝情報を読めなくしてしまいます。そのため細胞は分裂したりふえたりすることができなくなります。

アルキル化薬ではありませんが、似たような作用を示すのがシスプラチンで、アルキル化薬とはちがったやり方で、DNAにくっついて遺伝情報を読めなくします。

ドキソルビシンやブレオマイシンなどの抗生物質は、DNAのなかに入りこみます。DNAは、2本の鎖がねじれて、たがいに巻きついたような二重構造（二重らせん）をしていますが、このなかに入りこみ2つの鎖のあいだに橋をかけて、遺伝の情報を読めなくして細胞の増殖をできなくします。

代謝を妨害する

細胞の分裂や増殖にとって、もっともたいせつなDNAやRNAなどの核酸がつくられるのを、いろいろなステップで妨害して、細胞の増殖をおさえる薬をまとめて代謝拮抗薬（きっこうやく）といいます。そのなかには、つぎのような薬物があります。

テトラヒドロ葉酸は、DNAやRNAが合成されるのに必要な物質です。このテトラヒドロ葉酸の合成を妨害して作用するのが葉酸代謝

＊DNA　deoxyribonucleic acid　デオキシリボ核酸。生物の遺伝子を構成する物質です。

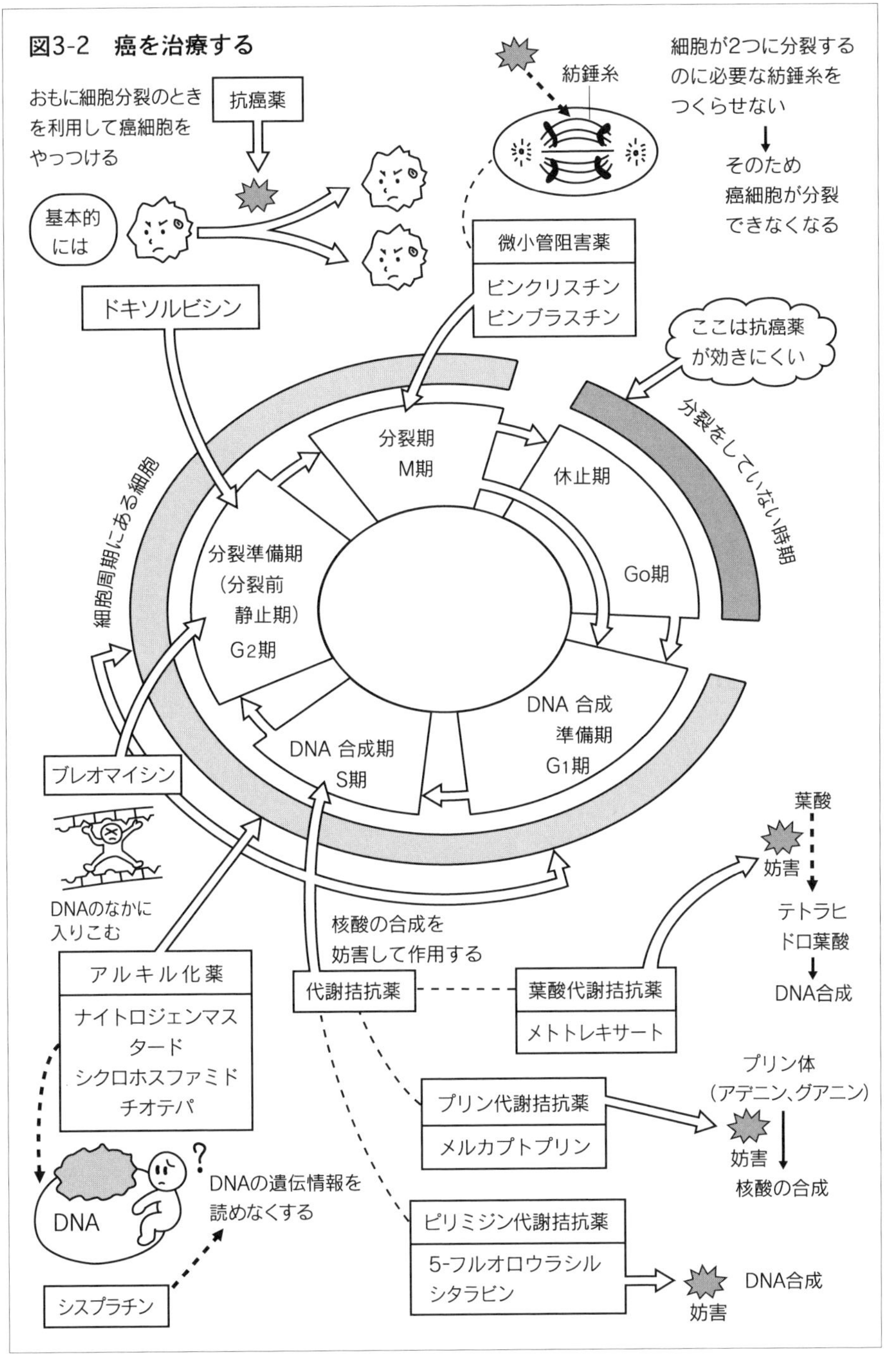
図3-2　癌を治療する
おもに細胞分裂のときを利用して癌細胞をやっつける
抗癌薬
基本的には
紡錘糸
細胞が2つに分裂するのに必要な紡錘糸をつくらせない
そのため癌細胞が分裂できなくなる
微小管阻害薬
ビンクリスチン
ビンブラスチン
ドキソルビシン
ここは抗癌薬が効きにくい
分裂をしていない時期
細胞周期にある細胞
分裂期
M期
休止期
Go期
分裂準備期
（分裂前
静止期）
G2期
DNA 合成
準備期
G1期
DNA 合成期
S期
ブレオマイシン
DNAのなかに入りこむ
核酸の合成を妨害して作用する
葉酸
妨害
テトラヒドロ葉酸
DNA合成
アルキル化薬
ナイトロジェンマスタード
シクロホスファミド
チオテパ
代謝拮抗薬
葉酸代謝拮抗薬
メトトレキサート
プリン体
（アデニン、グアニン）
プリン代謝拮抗薬
メルカプトプリン
妨害
核酸の合成
DNA
DNAの遺伝情報を読めなくする
シスプラチン
ピリミジン代謝拮抗薬
5-フルオロウラシル
シタラビン
妨害
DNA合成

拮抗薬で、メトトレキサートなどがあります。腫瘍細胞はテトラヒドロ葉酸が不足し、DNAやRNAがつくられなくなり、やられてしまいます。

また、DNAやRNAなどの核酸がつくられるのに、アデニンやグアニンなどのプリン体が関係しています。この部分を妨害して、核酸をうまくつくれなくするのが、プリン代謝拮抗薬で、急性白血病*の治療によく用いられるメルカプトプリンなどがあります。

また5-フルオロウラシル（フルオロウラシル）やシタラビンなどのピリミジン代謝拮抗薬も、DNAがつくられるのを強力に妨害して、腫瘍細胞が増殖するのをおさえます。

リンパ肉芽腫（にくげしゅ）や白血病に使われるアクチノマイシンDや、いろいろな悪性腫瘍の治療に広く使われるマイトマイシンCなどは、抗生物質ですが、抗腫瘍作用をもっています。

そのほかにも抗悪性腫瘍効果をもつ抗生物質がありますが、これらの薬のほとんどがDNAに作用して、RNAをつくらせなくしたり、DNAをこわしたりして細胞が増殖するのを妨害します。さきにのべたブレオマイシンやドキソルビシンも抗腫瘍作用をもつ抗生物質です。

免疫系に働きかけて抗腫瘍作用を発揮する

癌と免疫系との関係も注目されていて、免疫系の働きが強くなることで、癌が小さくなる可能性が示唆されています。

ピシバニールやクレスチンなどは、免疫系の働きを強めることで抗腫瘍作用を現すと考えられています。

ホルモンを使う

少し特殊ですが、前立腺癌に女性ホルモンであるエストロゲンや抗アンドロゲン薬であるフルタミドが使われたり、乳癌の治療に男性ホルモンであるテストステロンや抗エストロゲン薬であるタモキシフェンが使われることがあります。このような方法は癌のホルモン療法といわれます。

＊急性白血病　造血組織の腫瘍性疾患。多くは出血、発熱、貧血などの症状で発症します。

分子標的療法—分子標的治療薬を使う

分子生物学の進歩に伴い、癌の病態が分子レベルで解明されるにしたがって、明らかになった異常な癌の分子をねらいうちにすることが次第にできるようになってきました。この方法では悪いところのみをねらいうちにしますので、それだけ治療効果が大きくなるだけでなく、副作用も大きく減らすことができます。このような薬は分子標的治療薬とよばれています。

遺伝子の異常により癌がおこることが明らかにされた最初の例は慢性骨髄性白血病でした。そこで異常な遺伝子がコードするタンパク質をねらいうちにする目的で最初につくられたのがイマチニブです。イマチニブの使用により慢性骨髄性白血病の治療は大きく改善され、副作用も大きく減らすことができました。

そのほかの分子標的治療薬としては、乳癌治療薬であるトラスツズマブ、B細胞性非ホジキンリンパ腫治療のリツキシマブ、非小細胞肺癌治療のゲフィチニブやエルロチニブ、多発性骨髄腫治療のボルテゾミブ、急性前骨髄球性白血病治療のトレチノインやタミバロテンなどがあります。

今後さらに多くの分子標的治療薬が開発され、癌の治療に大きく貢献することが期待されています。

4　抗腫瘍薬の副作用は、なぜひどいか

抗腫瘍薬の使用中には、脱毛したり、白血球が減少したり、出血しやすくなったり、食欲がなくなったり、全身倦怠感（けんたいかん）をきたしたりといった、非常にひどい副作用が出現します。これはなぜでしょうか。

細胞分裂の速度のちがいを利用

さきにのべたように、多くの抗悪性腫瘍薬は、悪性腫瘍細胞のほうが正常細胞よりはるかに速くふえるという特徴を利用して、悪性腫瘍細胞をやっつけているともいえます。

そのため、細胞の分裂、増殖を妨害するような作用をもった薬が用いられ、悪性腫瘍細胞は、細胞分裂が妨害されて死ぬことになります。

しかし、正常な細胞でも、みな同じような分裂速度で分裂しているわけではなく、ゆっくり分裂を繰りかえすものから、非常に速く分裂するものまでいろいろあります。残念ながら、抗悪性腫瘍薬はそれを区別してくれません。

そのため、健康な細胞でも、速く分裂する細胞にとっては、抗悪性腫瘍薬はたいへんな毒になります。抗悪性腫瘍薬の多くの副作用は、このようにしておこります。

分裂速度が速く正常細胞もやられる

分裂速度が速い正常細胞としては、骨髄(こつずい)、生殖腺(せいしょくせん)、皮膚(ひふ)や消化管の上皮(じょうひ)、胎児(たいじ)の細胞などがあります。

毛嚢細胞もそのひとつで、そのため脱毛がよくみられます。大腸の上皮細胞は２日間しか生きていないので、補充が間にあわず下痢をおこします。骨髄抑制の結果、白血球のうちの寿命の短い顆粒球(かりゅうきゅう)が減少し、ついで血小板が減少します。そのため出血しやすくなり、ついには寿命の長い赤血球が減少するということになります。

また、これらの薬物は細胞にとって非常にたいせつなDNAなどの核酸の障害をおこしますので、それが多かれ少なかれ正常細胞に悪影響を及ぼし、ひどい副作用が出現することになります。

●よく使われる薬

■抗悪性腫瘍薬――――――p.211

一般名	商品名
【微小管阻害薬】	
〔ビンカアルカロイド〕	
ビンクリスチン硫酸塩	オンコビン
ビンブラスチン硫酸塩	エクザール
〔タキサン〕	
ドセタキセル水和物	タキソテール
パクリタキセル	タキソール
【アルキル化薬】	
シクロホスファミド水和物	エンドキサン
チオテパ	テスパミン

ニムスチン塩酸塩	ニドラン
ブスルファン	マブリン
【白金製剤】	
シスプラチン	ブリプラチン／ランダ
【抗生物質】	
アクチノマイシンD	コスメゲン
ダウノルビシン塩酸塩	ダウノマイシン
ドキソルビシン塩酸塩	アドリアシン
ブレオマイシン	ブレオ
マイトマイシンC	マイトマイシン
【代謝拮抗薬】	
〔葉酸代謝拮抗薬〕	
メトトレキサート	メトトレキセート
〔ピリミジン代謝拮抗薬〕	
シタラビン	キロサイド
テガフール	フトラフール
ドキシフルリジン	フルツロン
フルオロウラシル	5-FU
〔プリン代謝拮抗薬〕	
メルカプトプリン水和物	ロイケリン
【免疫系に作用する抗腫瘍薬――非特異的免疫賦活薬】	
抗悪性腫瘍溶連菌製剤（OK-432）	ピシバニール
かわらたけ多糖体（PSK）	クレスチン
【ホルモン】	
〔抗エストロゲン薬〕	
タモキシフェンクエン酸塩	ノルバデックス
〔アンドロゲン薬〕	
フルタミド	オダイン
〔エストラジオール〕	
エストラムスチンリン酸エステルナトリウム水和物	エストラサイト
【分子標的治療薬】	
イマチニブメシル酸塩	グリベック
エルロチニブ塩酸塩	タルセバ
ゲフィチニブ	イレッサ
ゲムツズマブオゾガマイシン	マイロターグ
ソラフェニブトシル酸塩	ネクサバール
タミバロテン	アムノレイク
トラスツズマブ	ハーセプチン
トレチノイン	ベサノイド
ベバシズマブ	アバスチン
ボルテゾミブ	ベルケイド
リツキシマブ	リツキサン

5章

そのほかの薬

1. 免疫抑制薬
2. 抗ヒスタミン薬
3. 診断用薬物

1 免疫抑制薬

拒絶反応とは

脳死と臓器移植の問題が大きくクローズアップされ、法的にも認められていますが、臓器移植のさいになくてはならないのが免疫抑制薬です。

他人の臓器が移植されると、免疫系はそれが自分のものとはちがうということを認識して、移植された臓器を攻撃します。これを拒絶反応といいます。拒絶反応がひどいと、せっかく移植された臓器もうまく働けなくなり、移植は失敗してしまいます。

免疫系は、本来は細菌やウィルスなどの外からの侵入者に対して闘うというたいせつな働きをしています。しかし、一度免疫系が自分たちの仲間とはちがうとみなしてしまうと、たちどころに攻撃してしまうので、他人の臓器を移植する臓器移植の場合には、免疫抑制薬が必要です。

免疫抑制薬の働き

すぐれた免疫抑制薬として、シクロスポリンやタクロリムスなどがあります（図１－１）。免疫抑制薬は、免疫系の働きを活性化させるＴリンパ球に働いて、このリンパ球がインターロイキン-２などのサイトカインとよばれる免疫系の働きを活発にさせる物質をつくらせなくして、免疫系の働きをおさえます。

自己免疫疾患にも有効

これらの薬は、腎臓移植、肝臓移植、心臓移植などの臓器移植や骨髄移植だけではなく、慢性関節リウマチやベーチェット病*や尋常性乾癬などの自己免疫疾患とよばれる病気にも有効であることが最近明

＊ベーチェット病　20〜34歳に好発する反復性難治性の皮膚粘膜眼症候群。口腔粘膜、外陰部の再発性アフタ性潰瘍と目のブドウ膜炎を３主徴とする病気です。

図1-1　免疫抑制薬

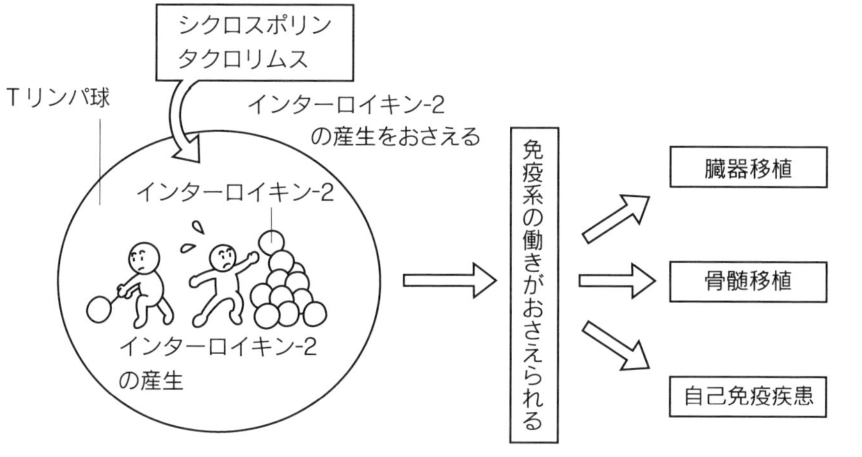

らかにされてきました。

そのほかに、副腎皮質（ふくじんひしつ）ホルモンや代謝拮抗薬で抗腫瘍薬であるメトトレキサート、アザチオプリン、ミゾリビンなども免疫抑制薬として使われることがあります。

●よく使われる薬

■免疫抑制薬――――――p.222

一般名	商品名
アザチオプリン	イムラン
シクロスポリン	サンディミュン
タクロリムス水和物	プログラフ
ミゾリビン	ブレディニン

2 抗ヒスタミン薬

●抗ヒスタミン薬

ヒスタミンの働き

ヒスタミンは、生体内でおもにマスト細胞（肥満細胞）にふくまれています。このマスト細胞は、私たちの体のあらゆるところにあるともいえますので、その意味からはヒスタミンは体のどこででも作用することができることになります。アレルギー反応やそのほかの刺激で、マスト細胞が刺激されると、マスト細胞からヒスタミンが遊離され、それがいろいろな作用を引きおこします。ヒスタミンの作用は、じんま疹の症状を考えてみるとよくわかります。

じんま疹とヒスタミン

じんま疹は、赤く、皮膚から少し盛りあがった皮疹で、かゆみがひどいのが特色です（図２－１）。

ヒスタミンが毛細血管を拡張させ、血液の色がよくみえるようになるため、そこの皮膚の色が赤くなります。ヒスタミンは、血管からの液体の透過性を増加させるため、血液の液体成分が血管から外の組織にもれ出てきて、そこに浮腫ができ、皮膚が盛りあがることになります。かゆみは、ヒスタミンが自由神経終末を刺激するために生じます。

ヒスタミン受容体をブロック

ヒスタミンの受容体には、H_1受容体、H_2受容体、H_3受容体などがありますが、じんま疹のような症状は、H_1受容体にヒスタミンがくっついたときにおきます。つまりH_1受容体が刺激されると、血管が拡張し、血管の透過性がよくなります。

ヒスタミンは、ヒスタミン受容体にくっつくことで、その作用を現

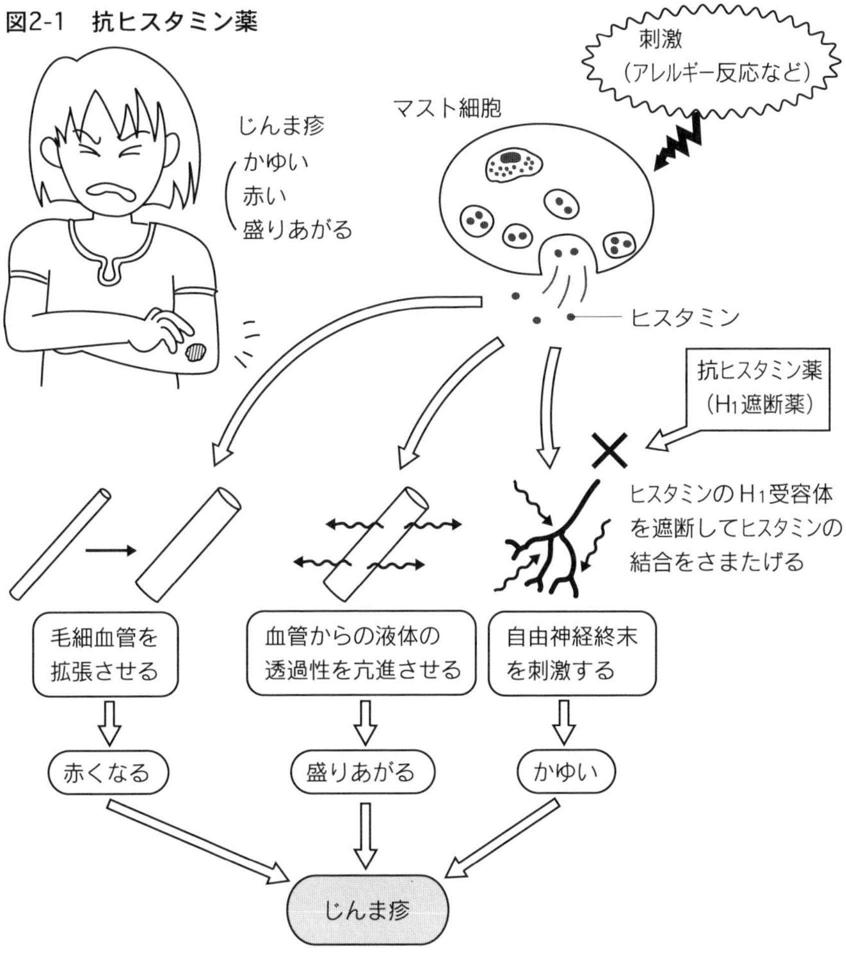

図2-1　抗ヒスタミン薬

しますので、ヒスタミンがその受容体にくっつくのを妨害（ぼうがい）すれば、ヒスタミンは作用できなくなり、じんま疹などの症状が改善されることになります。このような薬が抗ヒスタミン薬です。

抗ヒスタミン薬の働き

ジフェンヒドラミンなどのH_1受容体を遮断（しゃだん）する抗ヒスタミン薬は、

じんま疹やアレルギー性疾患の治療、そのほかのかゆみどめなどに使用されます。

またヒスタミンは、胃に作用して胃酸の分泌を亢進させますが、この場合は胃の粘膜にH_2受容体があり、そこにヒスタミンがくっつくことで胃酸の分泌を亢進します。したがって、ヒスタミンがくっつくのを妨害するシメチジンやラニチジンやファモチジンなどのH_2遮断薬は、胃酸の分泌をおさえますので、胃潰瘍などの治療に用いられます（2章1. 消化器に作用する薬　消化性潰瘍治療薬の項参照）。

●よく使われる薬

■抗ヒスタミン薬——p.224

一般名	商品名
【H_1受容体拮抗薬】	
アゼラスチン塩酸塩	アゼプチン
クレマスチンフマル酸塩	タベジール
クロルフェニラミンマレイン酸塩	ポララミン
ケトチフェンフマル酸塩	ザジテン
ジフェニルピラリン塩酸塩	ハイスタミン
ジフェンヒドラミン塩酸塩	レスタミン
シプロヘプタジン塩酸塩水和物	ペリアクチン
ヒドロキシジン	アタラックス／アタラックス-P
プロメタジン塩酸塩	ピレチア
ホモクロルシクリジン塩酸塩	ホモクロミン
メキタジン	ゼスラン

【H_2遮断薬】 →p.125 参照

3 診断用薬物

●造影剤　●そのほかの機能検査用薬

治療に用いるのではなく、診断のために用いられるのが診断用薬物です（次ページ図３－１）。

Ｘ線（レントゲン）造影剤は、検査すべき部位とほかの部位とのあいだに、Ｘ線の透過量の差をつくり、明瞭なＸ線像をえられるようにする薬です。胃透視をはじめとした消化管の透視に用いられるのが、硫酸バリウムです。

血管や尿路の造影やＣＴ（コンピューター断層撮影）の造影のためには、イオパミドールやイオプロミドなどのヨウ素化合物が使用されます。

腎臓からの排泄をみるために、フェノールスルホンフタレインやインジゴカルミンなどの色素が用いられます。

またMRI（核磁気共鳴像）用の造影剤や内分泌機能検査のための薬も診断用薬物として用いられます。

●よく使われる薬

■造影剤――――――――――p.227

一般名	商品名
【尿路・血管造影剤】	
イオヘキソール	オムニパーク
イオベルソール	オプチレイ
【血管造影剤・ＣＴ造影剤】	
イオパミドール	イオパミロン
イオプロミド	プロスコープ
【胆嚢・胆管造影剤】	
イオトロクス酸メグルミン	ビリスコピン
【脊髄造影剤】	
イオトロラン	イソビスト
【胃・食道そのほかの消化管造影剤】	
アミドトリゾ酸ナトリウムメグルミン	ガストログラフイン
硫酸バリウム	バリトゲン／バリトップ
【ＭＲＩ用造影剤】	
ガドジアミド水和物	オムニスキャン

図3-1　診断用薬物

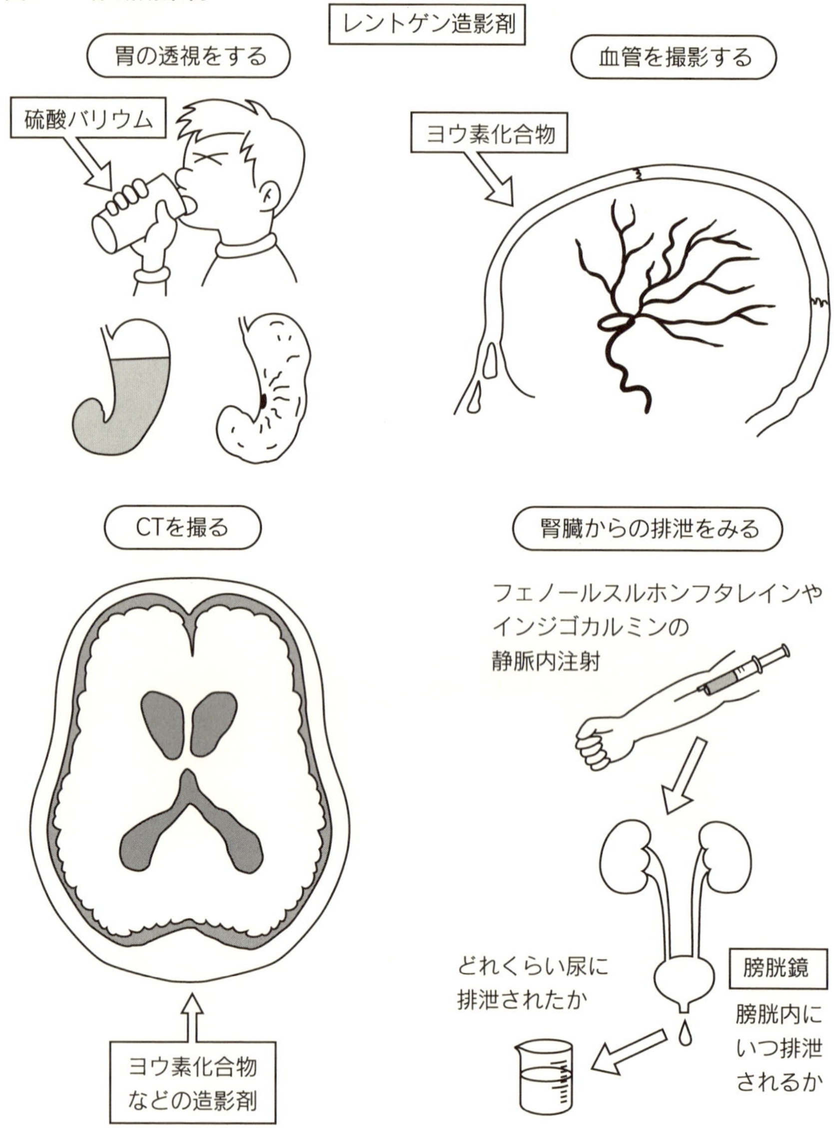

レントゲン造影剤
胃の透視をする
硫酸バリウム
血管を撮影する
ヨウ素化合物
CTを撮る
ヨウ素化合物
などの造影剤
腎臓からの排泄をみる
フェノールスルホンフタレインや
インジゴカルミンの
静脈内注射
どれくらい尿に
排泄されたか
膀胱鏡
膀胱内に
いつ排泄
されるか

■そのほかの機能検査薬――――p.227

一般名	商品名
インジゴカルミン	インジゴカルミン
フェノールスルホンフタレイン	フェノールスルホンフタレイン

■索　　　　引■

ア行
RNA　205, 206, 208, 214, 216
アウグスバーガーの式　32, 33
アカシジア　66
悪性症候群　66
アジソン病　167
アセチルコリン
91, 93, 95, 97, 102, 103, 105～107, 109, 110, 116, 119
アセチルコリンエステラーゼ　103, 105
アセチルコリン神経　87, 90, 91, 93, 107
アセトアルデヒド　82
アセトアルデヒド脱水素酵素　82
アドレナリン　141, 142, 187
アドレナリン効果薬　94, 98, 144
アナフィラキシー　39
アミロイド　92
アルコール　36, 38, 76, 78, 80, 82
アルコール依存症　82
アルコール胎児症　36, 82
アルコール不耐性者　82
アルツハイマー型認知症　93
アルドステロン　143, 144, 164
アルドステロン拮抗薬　138, 144
α_1-アドレナリン受容体　14
α_1作用薬　98, 99, 101
α_1遮断薬（α_1受容体遮断薬）
101, 138, 143, 145
α_1受容体　14, 16, 97, 98, 101, 141, 143
α_2受容体　143
α作用薬　98
α波　55, 56
アレルギー　37, 39, 40, 153, 154, 169, 226
アレルギー反応　39, 152, 154, 196, 224
アレルゲン　154
アンジオテンシンⅠ　142, 144
アンジオテンシンⅡ　142～144
アンジオテンシン変換酵素　143, 144
胃潰瘍　105, 107, 114, 169, 226
依存　37, 38, 82
１型糖尿病　171
一般名　18, 20
インスリン依存性糖尿病　171
インスリン抵抗性　172
インスリン非依存性糖尿病　171
インターロイキン-2　222
インフォームド・コンセント　35, 37
ウェアリング-オフ（wearing off）現象　91
うつ病　35, 54, 67, 68
運動神経系　94
運動療法　139, 172
エイズ　209
H_1受容体　224, 225
H_2受容体　116, 224, 226
HIVウィルス　208
HMG-CoA還元酵素　137
HDL　135～137
壊死　129, 197, 198
SDA　66
MRI　227
MRSA　38
mRNA　205
LDL　136, 137
LDLコレステロール　137
炎症
27, 48, 121, 148, 152, 154, 191, 196～198
炎症物質　50
黄体ホルモン　173
嘔吐・嘔気　32, 67, 80, 82, 124, 191
オッジ筋　120
オレキシン受容体　59
オン-オフ（on-off）現象　91

カ行
外用製剤　28
化学名　17, 18, 20
化学療法薬　14, 201, 202, 212
覚せい剤取締法　31
カテコールアミン　131
過敏性腸症候群　121
カプセル剤　26, 27
カリウム　116, 159, 164, 165
カリウム濃度　130
顆粒剤　26, 27
カルシウム
130, 131, 133, 138, 141, 144, 145, 185
癌　49, 82, 119, 124, 173, 211, 213, 216, 217
緩下剤　122, 124
感作　39
カンジダ　208

冠状動脈 129, 132, 133, 135, 190
冠状動脈硬化症 132
肝初回通過効果 22, 133
間接的コリン効果薬 103, 105
癌の痛みからの解放 49
ガンマアミノ酪酸 73
肝ミクロソーム薬物代謝酵素 25
気管支喘息 98, 102, 147, 152, 153, 169
気管支平滑筋 98, 152, 154〜156
奇形 35, 36
気分障害 67
記銘力障害 92
拮抗薬 16, 144
GABA 73, 74
急性心不全 129, 131
急性前骨髄球性白血病 217
急性中毒 80
急性白血病 216
急性リンパ性白血病 169
急速眼球運動 56
吸入治療 155
狭域スペクトル 202
胸水 159
虚血性心疾患 127, 132, 133
禁断症状 37
緊張性頭痛 50
グアニン 216
クッシング症候群 169
クモ膜下腔 46
クリプトコッカス症 208
経口投与 22, 23, 49, 133, 184
経皮吸収（薬） 24, 156
経皮的エタノール注入療法 82
経皮用薬 24
下剤 114, 122〜124
血液脳関門 25, 31, 88, 89
結核 201, 206, 207
血小板 50, 187, 188, 218
欠神発作 83, 85
血栓（症） 187, 188〜190, 197
ケミカルメディエイター 154, 196, 198
ケミカルメディエイター遊離抑制薬 154
減感作療法 154
顕性流産 36
懸濁性 27
幻聴 64
見当識障害 92
広域スペクトル 202
交感神経系
60, 95〜98, 101〜103, 141〜144
攻撃因子 114, 115, 118
高血圧症 16, 101, 102, 138, 139, 145, 169
膠原病 169
抗コリン作用 69
甲状腺機能亢進症 169
甲状腺機能低下症 170
甲状腺ホルモン 169, 170
構造式 17
抗ドパミン作用 64
高尿酸血症 191, 192
高比重リポタンパク質（HDL） 135
高プロラクチン血症 66
黒質－線条体 107
COX 48, 188
骨髄移植 185
骨粗鬆症 169
ゴナドトロピン放出ホルモン 173
コリンエステラーゼ 93, 105
コレステロール 135〜137
コンピューター断層撮影 227

サ行

再吸収 161, 162, 164, 165, 192
剤型 23, 26, 28
再生不良性貧血 39, 185
サイトカイン 222
再取り込み 69
再分極 111
サイロキシン 170
殺菌的作用 202
サブスタンスP 50
坐薬 24, 28
散剤 26, 27
散瞳 97, 107
ジアスターゼ 119
C型肝炎ウィルス 208
CT 227
糸球体 160〜162
試験管内 13, 14
自己免疫疾患 222
習慣性流早産 173
重症筋無力症 103, 105
自由神経終末 44, 224
十二指腸潰瘍 107, 114

就眠障害 53
縮瞳 103, 105
熟眠障害 53, 58
主作用 40
受容体
12, 14～16, 33, 70, 73, 90, 91, 95, 97, 98, 102, 103, 105, 110, 116, 144, 155, 164, 225
消化性潰瘍 114, 115, 118, 119
錠剤 23, 26, 27
情動 45, 63
商品名（商標名） 18～20
小発作 83
除菌治療 119
食事療法 136, 137, 139, 145, 172, 192
女性ホルモン 167, 173, 216
女性様乳房 66
ショック 39, 169
徐脈性 131, 132
自律神経系 80, 87, 94, 95
腎盂 161
真菌 201, 207
心筋虚血 102, 132
心筋梗塞 49, 132, 135, 138, 187, 188, 190
神経症 71
神経伝達物質 70, 73
深在性真菌症 208
浸潤麻酔 46
腎障害 26, 34, 39
腎小体 160, 161
心身症 71
腎性貧血 184, 185
身体依存 37, 38, 82
陣痛 176, 178
心不全 128, 129, 131
心房性Na利尿ペプチド 131
水腫 159, 160, 162
錐体外路系の副作用 66
生活療法 139, 192
制汗作用 78
静菌的作用 202
精神依存 37, 38, 82
生体内 13, 14, 26, 224
制吐作用 67
生物学的半減期 38, 39, 58, 130
ぜいめい 152
咳 129, 147～149, 152, 201
赤芽球 182, 184
脊髄反射 44
舌下錠 22, 27, 133
赤血球 182, 184, 185, 218
節後神経（節後線維） 96
節前神経（節前線維） 96, 97, 102
切迫流早産 173
全般てんかん 83
前立腺癌 173, 216
早朝覚醒 54, 58
躁病 63, 70
即時性アレルギー反応 39

タ行

帯状疱疹 208
対症療法 201
耐性菌 38
体性神経系 94
胎盤関門 25
体部痛 42, 48, 49
第四脳室底 124
多元受容体標的抗精神病薬（MARTA） 66
脱顆粒現象 154
脱水作用 76
脱分極 109, 111
多発性骨髄腫 217
炭酸水素ナトリウム 118
炭酸脱水酵素 159, 164
男子性機能障害 173
男子不妊症 173
単純疱疹 208
男性ホルモン 167, 173, 216
タンパク結合型 24
タンパク非結合型（遊離型） 24
チアノーゼ 129
チェーンストークス呼吸 156
遅延性アレルギー反応 39
蓄積 37～39, 80, 82, 130
腟錠 27
遅発性ジスキネジア 66
注射
21～24, 27, 40, 46, 89, 154, 156, 171, 184
中途覚醒 53
腸溶錠 27
貯蔵鉄 184
治療的流産 179
チロキシン（T_4） 170

鎮静作用 70
沈着 93, 135, 136, 184, 191
痛風 191
DNA 205～208, 213, 214～216, 218
DNAジャイレース（ギラーゼ） 205
Tリンパ球 222
T_3 170
T_4 170
低カリウム血症 165
低比重リポタンパク質（LDL） 135
デオキシリボ核酸（DNA） 204
適応症 21
テストステロン 173, 216
鉄欠乏性貧血 184
てんかん 83～86
てんかん発作重積状態 74
添付文書 19～21, 34, 35
統合失調症 63～65
疼痛物質 42, 44, 45, 48
糖尿病 139, 167, 169, 171, 172
糖尿病性昏睡 67
動脈硬化 132, 135, 136, 138, 188
ドパミン（ドーパミン）
64, 66, 87～90, 131
ドパミン神経 64～67, 87, 88, 90, 107
トリグリセリド 137
トリコモナス腟炎 206
トリヨードチロニン 170
トロンビン 185, 188
トロンボキサンA_2 188
トロンボプラスチン 185

ナ行

内臓痛 42, 48～50
ナトリウム
67, 121, 143, 145, 161, 162, 164, 165
２型糖尿病 171, 172
肉芽 198
ニコチン性受容体 103
乳癌 173, 216
乳剤性 27
乳酸菌 122
入眠障害 53, 58
乳漏症 66
妊娠 34～37, 82, 176, 178, 179
認知症 92, 93
ネフローゼ 169
ネフロン 161
脳血管性認知症 93
脳梗塞 135, 138, 187, 188, 190
脳出血 138
脳波 54～56, 83
ノルアドレナリン
14～16, 67～70, 95, 97, 141～144
ノンレム（NREM）睡眠 56

ハ行

パーキンソン症候群（病） 66, 87～91, 107
肺梗塞 188
白癬菌 208
バッカル錠 27
白血病 216
発熱物質 62
パンクレアチン 119
ハンセン病 201, 207
反跳性不眠 59
B型肝炎ウィルス 208
B細胞性非ホジキンリンパ腫 217
非顕性流産 36
非小細胞肺癌 217
ヒスタミン 42, 116, 154, 196, 224～226
ビフィズス菌 122
皮膚カンジダ症 208
皮膚線条 169
肥満細胞 154, 224
病原（性）微生物 38, 201, 202, 212
不安 37, 45, 63, 71～74
フィブリノーゲン 185
フィブリン 185, 187, 188
副交感神経系
60, 95～97, 102, 103, 105, 114, 116, 124, 132
副作用
24, 29, 31, 34, 37, 39, 40, 48, 60, 67, 69, 86, 89, 91, 98, 124, 154, 165, 169, 191, 201, 202, 217, 218
副腎髄質 141, 142
腹水 129, 159
腹痛 42, 49～51, 105, 107, 121, 123
浮腫
39, 129, 130, 152, 154, 159, 160, 162, 224
普通薬 30
フッ素 24
不妊症 173

部分てんかん 83
不眠 53, 54, 58, 67
プラク 187, 188
プリン体 192, 216
プロゲステロン 173
プロスタグランジン 44, 45, 48, 50, 62, 179, 196, 198
プロトロンビン 185, 188
プロトンポンプ 116
分子標的療法 213, 217
分布 21, 24
分娩 176, 178, 179
噴霧 148, 151
β_1作用薬 101
β_1受容体 97, 98, 102, 141, 144, 156
β_2アドレナリン受容体 155
β_2受容体 97, 98, 102, 155, 156
β-ラクタム環 204
ベーチェット病 222
壁細胞 116
ペプシン 114, 118
ヘモグロビン 182, 184
ヘリコバクター・ピロリ（ピロリ菌） 119
ヘルペスウィルス 208
片頭痛 50, 51
ベンゾジアゼピン受容体 72〜74
防御因子 114, 115, 118
芳香族L-アミノ酸脱炭酸酵素 89
放線菌症 208
ホルモン療法（癌の） 167, 173, 216
本態性高血圧症 138

マ行

MAO 67
MAO-B 90
マイコバクテリア 207
マスト細胞 224
末梢神経系 94
麻薬 30, 31, 49
麻薬及び向精神薬取締法 31
満月様顔貌 169
慢性うっ血性心不全 129, 130
慢性関節リウマチ 222
慢性骨髄性白血病 217
慢性心不全 129, 131
水中毒 66, 67
水利尿 159, 162
ムスカリン性受容体 103
メチシリン耐性黄色ブドウ球菌(MRSA) 38
モノアミン酸化酵素（MAO） 67

ヤ行

薬物アレルギー 37, 39, 40
薬物動態 26
薬理学 12, 17, 18
薬理作用 21, 40
ヤングの式 32, 33
有益性 34, 35
溶血性貧血 182

ラ行

卵胞ホルモン 173
緑内障 103〜105, 164
リンパ肉芽腫 216
レム（REM）睡眠 56, 58
ロイコトリエン 197
ろ過 161, 162, 165

ワ行

ワクチン療法 154

■薬　名　索　引■

ア行
アカルボース　172
アクチノマイシンD　216
アザセトロン　124
アザチオプリン　223
アシクロビル　208
アジドチミジン　208
亜硝酸アミル　132
亜硝酸化合物　132
アスピリン　48, 62, 188
アテノロール　102
アトロピン　105
アマンタジン　90, 208
アミトリプチリン　68
アミノグリコシド系　206
アミノフィリン　156
アムホテリシンB　204, 208
アモキシシリン　119
アリピプラゾール　64, 75
アルキル化薬　211, 214
アルテプラーゼ　188
α-グルコシダーゼ　172
α-グルコシダーゼ阻害薬　172
アロプリノール　192
アンジオテンシンII受容体拮抗薬　131, 144, 145
アンジオテンシン変換酵素阻害薬　131, 144, 145
アンピシリン　204
イオパミドール　227
イオプロミド　227
イソニアジド　207
イソフルラン　46
一酸化窒素　132
イマチニブ　217
イミダゾール系薬物　208
イミプラミン　68
インジゴカルミン　227
インスリン抵抗性改善薬　172
インターフェロンアルファ　208
インターフェロン製剤　208
インターフェロンベータ　208
ウィルス治療薬　208
ウルソデオキシコール酸　120
ウロキナーゼ　188
H_2遮断薬　116, 118, 226
SSRI　69, 74
SNRI　69
エストロゲン　173, 216
エソメプラゾール　125
エタノール　76, 78～82
エタンブトール　207
X線（レントゲン）造影剤　227
エトスクシミド　85
エトドラク　48
NSAID　198
エポエチンアルファ　185
エポエチンベータ　185
エリスロポエチン　184, 185
エリスロマイシン　206
エルゴメトリン　178
エルロチニブ　217
エンタカポン　90
エンフルラン　46
エンプロスチル　118
塩類下剤　123, 124
オキシトシン　178, 179
オセルタミビル　208
オピオイド鎮痛薬　42, 49～51
オフロキサシン　206
オメプラゾール　116
オランザピン　66, 67
オンダンセトロン　124

カ行
核酸合成阻害薬　205
下垂体後葉ホルモン　178
ガストリン　114, 116, 118
カナマイシン　206
カプトプリル　144
ガランタミン臭化水素酸塩　93
カリウム保持性利尿薬　159, 164, 165
カルシウム拮抗薬　131, 133, 138, 144, 145
カルバマゼピン　70, 75, 86
カルビドパ　89
ガンシクロビル　208
乾燥水酸化アルミニウムゲル　118
カンデサルタンシレキセチル　144
気管支拡張薬　155
気道粘液修復薬　151

気道粘液溶解型去痰薬 152
気道分泌促進型去痰薬 151
キニジン 131
吸着薬 122
吸入麻酔薬 24
競合的筋弛緩薬 110
狭心症治療薬 132
強心薬 127, 129, 162
局所血流改善薬 118
局所麻酔薬 42, 46, 51, 98
去痰薬 147, 150～152, 156
筋弛緩薬 111
クエチアピン 66, 67
クエン酸マグネシウム 124
クマリン誘導体 188
苦味薬 119
グラニセトロン 124
クラリスロマイシン 119, 206
グリセオフルビン 208
クリンダマイシン 206
グルコスルホンナトリウム 207

クレスチン 216
クロニジン 143
クロファジミン 207
クロフィブラート 137
クロモグリク酸ナトリウム 154
クロラムフェニコール系 206
クロルプロマジン 63, 64
経口糖尿病薬 172
経口避妊薬 173
血液凝固促進薬 185
血液凝固阻止薬 182, 187, 188
血管拡張薬 128, 132
血管強化薬 187
血管収縮薬 187
血管平滑筋弛緩薬 138, 144, 145
血小板凝集抑制薬 188
血栓溶解薬 182, 188
ケトコナゾール 208
ケトチフェンフマル酸塩 154
解熱（性）鎮痛薬 39, 42, 48～51, 60～62
ゲフィチニブ 217
ゲメプロスト 179
ゲンタマイシン 206
抗悪性腫瘍薬 211～213, 217, 218
降圧利尿薬 138, 145
抗アドレナリン効果薬
94, 98, 101, 138, 144, 145
抗アンドロゲン薬 216
抗うつ薬 35, 63, 67～69, 74
抗エストロゲン薬 216
抗炎症薬 148
抗潰瘍薬 119
抗ガストリン薬 118
抗癌剤（抗癌薬） 124, 211
交感神経遮断薬 98
抗けいれん薬 74
抗高脂血症薬 137
抗甲状腺薬 169
抗コリン効果薬 94, 103, 105, 107, 116
高脂血症治療薬 135, 137
抗腫瘍薬 201, 211, 217, 223
合成サイロキシン 170
抗精神病薬 63, 64, 66, 70, 91
向精神薬 63
合成トリヨードチロニン 170
抗生物質
14, 26, 38, 39, 119, 121, 156, 198, 204, 206, 211, 214, 216
抗躁薬 63
抗ヒスタミン薬 116, 148, 201, 224, 225
抗不安薬
63, 72～74, 118, 121, 138, 145, 156
抗プラスミン薬 187
5-HT_3受容体拮抗薬 124
呼吸循環賦活薬 156
呼吸中枢刺激薬 147, 156
骨格筋弛緩薬 109, 111
ゴナドトロピン 173
5-フルオロウラシル 216
COMT阻害薬 90, 91
コリスチン 204
コリン効果薬 94, 103, 105
コルヒチン 191
コレスチラミン 137

サ行

サイアザイド系利尿薬 145, 159, 164, 165
サイクロセリン 207
催胆薬 120
催乳ホルモン 66
細胞壁合成阻害薬 204, 207
細胞膜機能阻害薬 204
細胞膜合成阻害薬 208

サクシニルコリン 111
ザナミビル 208
サルファ剤 207
サルブタモール 98, 155
三環系抗うつ薬 68, 69
ジアゼパム 74
ジギタリス製剤 130
子宮収縮薬 176, 178, 179
シクロオキシゲナーゼ 48, 188
シクロスポリン 222
シクロホスファミド 214
刺激性下剤 123, 124
止血薬 182, 187
止瀉薬 114, 120～122
次硝酸ビスマス 121
システイン誘導体 152
シスプラチン 124, 214
ジソピラミド 131
ジダノシン 208
シタラビン 216
ジドブジン 208
ジフェンヒドラミン 225
シメチジン 116, 118, 226
ジモルホラミン 156
収れん薬 121
峻下剤 122, 124
笑気 46
消毒薬 76, 78
静脈内麻酔薬 46
神経筋接合部遮断薬 111
診断用薬物 227
浸透圧利尿薬 159, 165
シンバスタチン 137
睡眠薬 18, 34, 53, 57～59, 74
スキサメトニウム 111
スコポラミン 105
スタチン 137
ストレプトマイシン 206, 207
スピロノラクトン 131, 144, 164
スボレキサント 59
スマトリプタン 50
スルピリン 48, 62
スルホニル尿素系薬物 172
制酸薬 118
整腸剤 122
制吐薬 67, 114, 124
セネガ 151
セファレキシン 204
セフェム（セファロスポリン）系抗生物質 204
ゼラチン 187
セルトラリン 69
セレギリン 90
セロトニン 50, 66～70, 124
セロトニン・ノルアドレナリン再取り込み阻害薬 69
全身麻酔薬 42, 46, 51
喘息治療薬 147, 155
選択的セロトニン再取り込み阻害薬 69
選択的β_1遮断薬 102
センナ 124
センノシド 124

タ行

代謝拮抗薬 211, 214, 223
タキサン 214
タクロリムス 222
脱分極性筋弛緩薬 111
タミバロテン 217
タモキシフェン 216
タリペキソール 90
炭酸脱水酵素阻害薬 159, 164
炭酸リチウム 70
タンドスピロン 74
タンニン酸アルブミン 121
タンパク質合成阻害薬 206, 207
タンパク分解酵素 152
チアマゾール 169
チオウラシル製剤 169
チオテパ 214
中枢性α_2作用薬 138, 143, 145
中枢性抗コリン効果薬 91
直接的コリン効果薬 103
鎮咳薬 147, 148, 201
鎮けい薬 42, 49～51, 105
DNA機能阻害薬 205, 207
DNA複製阻害薬 207
デキストロメトルファン 148
鉄 182, 184
鉄剤 184
テトラカイン 48
テトラサイクリン系 206
テトラヒドロ葉酸 214, 216
点眼剤 28

点耳剤 28
点鼻剤 28
ドキソルビシン 214, 216
トコフェロールニコチン酸 137
ドセタキセル 214
ドネペジル 93
ドパミンアゴニスト 90
ドパミン拮抗薬 124
ドブタミン 131
トラスツズマブ 217
トラネキサム酸 187
トリプタン系薬 50
トリヘキシフェニジル塩酸塩 91, 107
トルブタミド 172
トレチノイン 217
トロピカミド 107
トロンボプラスチン製剤 185
ドンペリドン 124

ナ行

ナイスタチン 204, 208
ナリジクス酸 206
軟膏剤 28
ニカルジピン 144
ニコチン酸系 137
ニトラゼパム 17, 18, 57
ニトログリセリン 132
ニトロソウレア 214
ニムスチン 214
乳癌治療薬 217
ニューキノロン系化合物 206
尿酸合成阻害薬 192
尿酸排泄促進薬 192
ネオスチグミン 105
粘液分泌促進薬 118
粘膜再生促進薬 118
粘膜保護薬 118
ノルフロキサシン 206

ハ行

排胆薬 120
排卵誘発剤 173
パクリタキセル 214
バシトラシン 204
PAS 206
バッカクアルカロイド 178
パラアミノサリチル酸 206
バルサルタン 144
バルプロ酸ナトリウム 70, 75, 86
パロキセチン 69, 74
ハロペリドール 63, 64, 70
パンクロニウム 110
バンコマイシン 38, 204
PGE_2 178
$PGF_{2}\alpha$ 178
ピオグリタゾン 172
ピシバニール 216
微小管阻害薬 211, 214
ヒスタミン加人免疫グロブリン 154
非ステロイド系抗炎症薬 24, 191, 196, 198
ビタミンB_{12} 182, 184
ビタミンK 187, 188
ビダラビン 208
ヒドララジン 144
ビペリデン 91
ヒマシ油 124
ピリミジン代謝拮抗薬 216
ピレンゼピン 107, 116
ビンカアルカロイド 214
ビンクリスチン 214
ビンブラスチン 214
ファモチジン 116, 226
フィブラート系薬物 137
フィブリノーゲン製剤 185
フェニトイン 85
フェニトインナトリウム 74
フェニレフリン 15, 16, 98, 187
フェノールスルホンフタレイン 227
副腎皮質ホルモン薬 154, 196, 198
不整脈治療薬 127, 131
ブチルスコポラミン臭化物 50
ブラジキニン 42, 196
プラスミノーゲン 187, 188
プラスミン 187, 188
プラゾシン 16, 101, 144
プラバスタチン 137
プリン代謝拮抗薬 216
フルオロウラシル 216
フルシトシン 208
フルタミド 216
フルチカゾン 154
フルボキサミン 69, 74
フルラゼパム 57
ブレオマイシン 214, 216

プロカイン 46
プロスタグランジンE_2 178
プロスタグランジン$F_2\alpha$ 178, 179
プロスタグランジン製剤 119, 178, 179
フロセミド 164
プロトミン 207
プロトンポンプ阻害薬 118, 119
プロプラノロール 102, 144
フロプロピオン 120
プロベネシド 192
ブロムヘキシン 151
ブロモクリプチン 90
分子標的治療薬 211, 217
β作用薬 98
β遮断薬 102, 131, 133, 138, 144, 145
β_2作用薬 98
β_2受容体作用薬 155, 156
ベクロニウム 110
ベクロメタゾン 154
ベタネコール 105
ペニシリン系抗生物質 204
ペニシリンG 204
ヘパリン 188
ペプチド系抗生物質 204
ベラパミル 131, 144
ペルゴリド 90
ペロスピロン 66
ベンジルペニシリン 204
ベンズブロマロン 192
ベンセラジド 89
ベンゾジアゼピン系薬物 57～59, 72～74
ベンゾジアゼピン系抗不安薬 72, 73
ペンタゾシン 49
ボグリボース 172
ホスホジエステラーゼIII阻害薬 131
ホマトロピン 107
ポリエン系抗生物質 204, 208
ポリミキシンB 204
ボルテゾミブ 217

マ行

MAO-B阻害薬 90, 91
マイトマイシンC 216
マクロライド系 206
マスタード薬 214
MARTA 66, 67
マンニトール 165
ミコナゾール 208
ミソプロストール 118
ミゾリビン 223
ミルナシプラン 69
無水エタノール 82
メトクロプラミド 124
メトトレキサート 216, 223
メトロニダゾール 206
メマンチン塩酸塩 93
メラトニン受容体作用薬 59
メルカプトプリン 216
メロキシカム 48
免疫抑制薬 222, 223
モンテプラーゼ 188

ヤ行

薬用炭 122
葉酸合成阻害薬 206
ヨウ素化合物 227

ラ行

ラニチジン 116, 226
ラベプラゾール 125
ラメルテオン 59
リオチロニン 170
リスペリドン 66
利胆薬 119, 120
リツキシマブ 217
リドカイン 46, 48
利尿薬 131, 159, 160～162, 164, 165
リバスチグミン 93
リファンピシン 206, 207
硫酸マグネシウム 123
リンコマイシン 206
コデインリン酸塩水和物 148
ループ利尿薬 159, 164, 165
レセルピン 67, 144
レボチロキシン 170
レボドパ 89～91
L-DOPA 89
レボフロキサシン 206
レボメプロマジン 70
ロサルタン 144
ロペラミド 122

ワ行

ワルファリン 188

著者紹介

田中正敏

1940年福岡市生まれ。'65年九州大学医学部卒。'76年久留米大学助教授となり、同年オランダのユトレヒト大学医学部ルドルフ・マグヌス薬理学研究所に留学。'86年久留米大学医学部薬理学教授、2002年に久留米大学医学部長となり、'06年に退職。現在、久留米大学名誉教授、堀川病院（久留米市）に勤務。日本薬理学会名誉会員、日本神経精神薬理学会名誉会員、日本ストレス学会名誉会員、日本心身医学会功労会員、日本神経化学会功労会員、日本脳科学会の理事。

著書に『向精神薬の理論と実際』（分担執筆、医歯薬出版）、『心身医学—基礎と臨床—』（分担執筆、朝倉書店）、『ストレス　そのとき脳は？』（講談社）『睡眠薬—快適睡眠のための安全で効果的な飲み方—』（保健同人社）、『現代の薬理学』（分担執筆、金原出版）、『薬理学』（分担執筆、廣川書店）、『抗不安薬の新しい展開』（分担執筆、医薬ジャーナル社）、『ストレスの脳科学—予防のヒントが見えてくる—』（講談社）ほか多数。

新版　超図解
薬はなぜ効くか　医師・看護師・薬剤師へ　　学術メディカル

2009年7月10日　第1刷発行
2023年1月10日　第7刷発行

著　者　田中正敏
発行者　鈴木章一
発行所　株式会社講談社
郵便番号112-8001　東京都文京区音羽2丁目12-21
電話　編集　03-5395-3560
販売　03-5395-4415
業務　03-5395-3615
印刷所　凸版印刷株式会社
製本所　大口製本印刷株式会社

KODANSHA

ISBN978-4-06-259358-8

N.D.C. 498　239p　22cm